专家解读肝炎 肝硬化 肝癌防治

主　编　段学章　张　敏
副主编　张　弢
编　者　（以姓氏笔画为序）
　　　　王　卉　汤汝佳　孙　静　孙颖哲
　　　　苏海滨　李　欢　张　敏　张　弢
　　　　张达利　陈金旭　范毓泽　周　霞
　　　　周双男　段学章　贺　希

U0336049

科学出版社
北京

内 容 简 介

本书由解放军 302 医院肝病专家编写，重点介绍肝病的预防与治疗，包括乙型肝炎、丙型肝炎、肝硬化及肝癌。深入阐述和分析了肝炎三部曲的疾病发展过程及针对肝炎患者所关心的问题给予详细解答。对于肝炎、肝硬化及肝癌的预防、检查、治疗及用药进行详尽解读。内容通俗易懂、实用性强，适合肝病患者和基层医务工作者参考阅读。

图书在版编目（CIP）数据

专家解读肝炎 肝硬化 肝癌防治／段学章，张敏主编. —北京：科学出版社，2017.4
　　ISBN 978-7-03-052573-4

　　Ⅰ.①专… Ⅱ.①段… ②张… Ⅲ.①肝炎-防治 ②肝硬变-防治 ③肝癌-防治 Ⅳ.①R575 ②R735.7

中国版本图书馆 CIP 数据核字（2017）第 082680 号

责任编辑：马　莉／责任校对：刘亚琦
责任印制：赵　博／封面设计：龙　岩

科 学 出 版 社 出版
北京东黄城根北街 16 号
邮政编码：100717
http://www.sciencep.com

天津市新科印刷有限公司 印刷
科学出版社发行　各地新华书店经销
*

2017 年 4 月第 一 版　开本：850×1168　1/32
2017 年 4 月第一次印刷　印张：6 3/4
字数：167 000
定价：30.00 元
（如有印装质量问题，我社负责调换）

→ 前　言

　　我国是病毒性肝炎的高发区，目前有慢性乙肝病毒感染者约 9300 万，一般人群丙肝病毒感染者约 560 万，其中部分患者可进一步发展为重型肝炎、肝硬化和肝癌。肝病不仅严重影响着人民群众的身体健康，也给社会和家庭带来了沉重的经济和精神负担，已成为目前我国重要的公共卫生问题。

　　本书参考我国 2015 版的《乙型、丙型肝炎防治指南》及 2011 版的《原发性肝癌诊疗规范》，结合我们在临床工作中的实践经验，用通俗易懂的文字，分 4 个章节简要、系统地讲解肝病的防治和保健知识，希望能对广大患者、青年医生及一些基层卫生工作者有所帮助。

　　在临床工作中，我们常会遇到患者因轻信虚假广告、偏方等导致错误防治及对保健不重视而造成的惨痛教训，严重者因此付出了生命，教训极其惨重。作为长期工作在肝病临床一线的医务工作者，有义务向广大患者朋友及其家属宣讲正确的肝病防治和保健知识，避免一个个悲剧的重演。

　　由于水平有限，书中可能存在一些错误和不当之处，恳切希望广大读者批评指正。

解放军第 302 医院

段学章　张　敏

2017 年 4 月

→ 目　　录

第 1 章　乙型肝炎

第 2 章 丙型肝炎

第 3 章 肝硬化

第4章 肝癌

第1章 ｜ 乙 型 肝 炎

➤ 1. 肝脏在人体中的位置及结构如何？

　　人的肝脏位于腹腔，大部分在腹腔的右上部，小部分在左上部（图 1-1），是人体最大的实质性腺体器官，一般重 1200～1600 克，约占成人体重的 1/50，男性的比女性的略重，胎儿和新生儿的肝脏相对较大，可达体重的 1/20。

　　正常肝脏外观呈红褐色，质软而脆。肝脏形态呈一不规则楔形，右侧钝厚而左侧偏窄，一般左右径（长）约 25 厘米，前

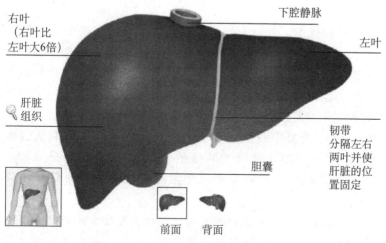

右叶
（右叶比
左叶大6倍）

下腔静脉

左叶

肝脏
组织

韧带
分隔左右
两叶并使
肝脏的位
置固定

胆囊

前面　　背面

图 1-1　肝脏图解

后径（宽）约 15 厘米，上下径（厚）约 6 厘米。上面突起浑圆，与膈肌接触，下面较扁平，与胃、十二指肠、胆囊和结肠相邻。肝上界与膈肌的位置一致，约在右侧第 5 肋间，肝脏有一定的活动度，可随体位的改变和呼吸而上下移动；肝下界一般不超过肋弓，一般成人正常情况下在肋缘下摸不到，而小儿多可在肋缘下触及。

肝的位置常随呼吸改变，通常平静呼吸时升降可达 2～3 厘米，站立及吸气时稍下降，仰卧和呼气时则稍升，医生在给患者肝脏触诊检查时，常要患者做呼吸配合就是这个道理。

2. 肝脏在人体中起什么作用？

肝脏是人体最大的腺体，它在人的代谢、胆汁生成、解毒、凝血、免疫、热量产生及水与电解质的调节中均起着非常重要的作用，因此有人把肝脏称作体内的一个巨大的"化工厂"。肝内进行的生物化学反应达 500 种以上，其主要生理功能如下。

◎ 代谢功能

• 糖代谢：食物中的淀粉和糖类消化后变成葡萄糖经肠道吸收，当大量的食物经过消化吸收到体内，血糖含量会显著增加。肝脏可以把一部分多余的葡萄糖转变成糖原，暂时储存起来，使血糖含量维持在 4.44～6.66 毫摩/升（80～120 毫克/分升）。由于细胞进行生理活动要消耗血糖，血糖的含量会逐渐降低。这时，肝脏中的糖原又可以转变成葡萄糖，陆续释放到血液中，使血糖的含量仍然维持在 4.44～6.66 毫摩/升（80～120 毫克/分升）。当血液中血糖浓度变化时，肝脏具有调节作用。

• 蛋白质代谢：人体的一般组织细胞都能合成自己的蛋白质，但是肝脏除能合成自己的蛋白质以外，还能合成大部分的血浆蛋白质（如白蛋白、纤维蛋白原等）。肝脏是人体白蛋白唯一的合成器官，γ球蛋白以外的球蛋白、酶蛋白及血浆蛋白的生成、维持及调节都要有肝脏参与。据估计，肝脏合成的蛋白质占全身合成蛋白质总量的40%以上。所以患慢性肝炎或严重肝病变的患者，血中的白蛋白含量显著降低。肝脏中氨基酸代谢比其他组织中的氨基酸代谢活跃，氨基酸代谢如脱氨基反应、尿素合成及氨的处理均在肝脏内进行。这是因为肝脏中含有丰富的催化氨基酸代谢的酶类，丙氨酸氨基转移酶（简称ALT）就是其中之一。正常肝细胞中的ALT很少进入血液，只有肝病变时，由于肝细胞的细胞膜通透性增加，或肝细胞坏死，ALT可以大量进入血液。所以，临床上常用测定血清中ALT的数值，作为诊断肝脏疾病的重要指标之一。

• 脂肪代谢：肝细胞分泌的胆汁可以促进脂类的消化和吸收。肝功能障碍时，胆汁分泌减少，脂肪消化不良，就出现厌油食等症状，所以肝病患者要少吃脂肪。此外，脂肪的合成和释放、脂肪酸分解、酮体生成与氧化、胆固醇与磷脂的合成、脂蛋白合成和运输等均在肝脏内进行。

• 维生素代谢：许多维生素如维生素A、维生素B、维生素C、维生素D和维生素K的合成与储存均与肝脏密切相关，肝脏明显受损时会出现维生素代谢异常。

• 激素代谢：肝脏参与激素的灭活，当肝功长期损害时可出现性激素失调，往往有性欲减退，腋毛、阴毛稀少或脱落。睾丸萎缩，乳房发育；月经不调，还可出现肝掌及蜘蛛痣等。

◎ **胆汁生成和排泄**：胆红素的摄取、结合和排泄，胆汁酸的生成和排泄都由肝脏承担。肝细胞制造、分泌的胆汁，经胆管输送到胆囊，胆囊浓缩后排放入小肠，帮助脂肪的消化和吸收。如果没有胆汁，食入的脂肪约有40%从粪便中丢失，而且还伴有脂溶性维生素的吸收不良，如维生素A、维生素D和维生素E。

◎ **解毒作用**：人体代谢过程中所产生的一些有害废物及外来

的毒物、毒素、药物的代谢和分解产物，均在肝脏解毒。

◎ **免疫功能：**肝脏是最大的网状内皮细胞吞噬系统，它能通过吞噬、隔离和消除入侵和内生的各种抗原。

◎ **凝血功能：**几乎所有的凝血因子都由肝脏制造，肝脏在人体凝血和抗凝两个系统的动态平衡中起着重要的调节作用。肝功破坏的严重程度常与凝血障碍的程度相平行，临床上常见有些患者因肝功能衰竭而致出血甚至死亡。

◎ **其他：**肝脏参与人体血容量的调节、热量的产生和水、电解质的调节。如肝脏损害时对钠、钾、铁、磷等调节失衡，常见的是水钠在体内潴留，引起水肿、腹水等。肝脏对于人体内糖类、脂类和蛋白质的代谢具有重要作用。

3. 如何认识肝炎病毒?

病毒堪称最小的微生物，比细菌小数万倍，能够感染细菌、植物、动物，引起各种疾病。肝炎病毒包括甲型、乙型、丙型、丁型、戊型，都属于嗜肝病毒，感染人类后引发不同类型的肝炎，其中甲型、戊型肝炎病毒感染只引起急性肝炎，乙型、丙型肝炎病毒感染可以引起慢性肝炎，而丁型肝炎病毒是缺陷病毒，单独无法感染人类，必须和乙肝病毒共同感染才能致病。

乙型肝炎病毒（hepatitis B virus，HBV）简称乙肝病毒。是一种 DNA 病毒，只对肝脏"情有独钟"（图 1-2）。除了对具体的器官具有特异性，它们对寄主也同样有"种族要求"，如 HBV 就只对人和猩猩有易感性。

一个完整的乙肝病毒颗粒，也叫 Dane 颗粒，直径只有 42 纳米，大约是一个普通鸡蛋的百万分之一。乙肝病毒有外壳和核心两个部分，外壳就像一件"外套"，它厚 7～8 纳米，由脂质双层和蛋白质组成，含有 S 抗原、前 S1 和前 S2 抗原，构成了外壳上大、中、小三种蛋白形式。S 抗原称为乙肝表面抗原

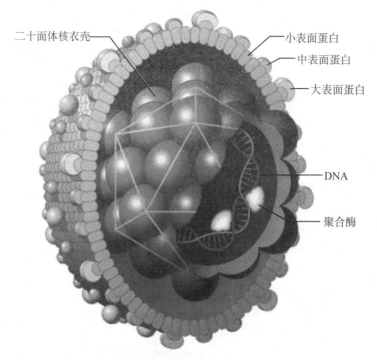

二十面体核衣壳

小表面蛋白

中表面蛋白

大表面蛋白

DNA

聚合酶

图 1-2　乙肝病毒

（HBsAg），也就是人们俗称的澳抗。关于澳抗的由来还有一段
故事，它最早是从澳大利亚土著人血清中分离出来的，当时以
为是当地民族特有的一个遗传标志，所以称之为"澳大利亚抗
原"。到后来才知道就是乙肝病毒表面抗原。

　　剥去 Dane 颗粒的外壳，暴露出乙肝病毒的核心颗粒。核心
颗粒直径 28 纳米，呈二十面体立体对称，由乙肝病毒的核心抗
原（HBcAg）组成。游离态的核衣壳只能在肝细胞的细胞核内
观察到。HBV 的另一个主要的抗原 e 抗原，与核心抗原同源性
很高，是乙肝病毒合成释放出来吸引机体免疫力的，使真正的

核心抗原免于攻击。e抗原增加是乙肝病毒复制活跃的表现。

　　Dane颗粒的中心部位就是携带了病毒所有遗传信息的DNA双链，DNA双链呈环状并且有缺口，上面依附DNA聚合酶。乙肝病毒的基因组最引人注目的一个特征就是它非常小，其DNA分子大约含有3200个核苷酸，是已知的最大的病毒基因组的几百分之一，和人类拥有的基因组相比较，仅仅是百万分之一。而且乙肝病毒DNA的两链长短不一，长链完整，长度恒定，为负链。短链是正链，长度可变，是长链的50％～80％。表面抗原和核心抗原都是由Dane颗粒的DNA编码而来。

　　现实中，在电子显微镜下可以观察到乙肝病毒3种不同的形态，即大球形颗粒、小球形颗粒和管形颗粒。大球形颗粒是完整的乙肝病毒Dane颗粒。小球形颗粒，直径大约22纳米，管形颗粒，直径也约为22纳米，长度在50～70纳米。它们由表面抗原组成，并不含有乙肝病毒的DNA以及DNA聚合酶，都不是完整的乙肝病毒颗粒，它们是乙肝病毒在感染肝细胞时合成过剩的囊膜，游离在人体的血循环中。

　　在医学上，病毒的繁殖被称之为"复制"，在复制的过程中，有两个很重要的因素：一个是模板，另一个是催化剂。乙肝病毒复制的模板就是病毒DNA中包含有一些基因程序，按模板可以复制组装新的病毒；"催化剂"就是乙肝病毒DNA聚合酶，没有这种聚合酶的作用，乙肝病毒的复制就会停止。

　　乙肝病毒的基因组是由两条螺旋的DNA链围成的一个环形结构。其中一条较长负链已经形成完整的环状；另一条长度较短的正链，呈半环状。在感染肝细胞之后，这条半环状的DNA链就会以负链为模板，在催化剂——乙肝病毒DNA聚合酶的作用下延长，最终形成完整的环状。这时的乙肝病毒基因组就形成了一个完全环状的双股DNA。我们把这种DNA称作共价闭合环状DNA（covalent closed circle DNA，cccDNA），可以把它看做是病毒复制的原始模板。模板形成后，病毒基因会以其中的一条 cccDNA 为模板，利用肝细胞基因中的酶和 DNA 聚合酶的"催化"，一段基因又一段基因地复制，形成负链和正链。最后再装配到一起形成新的乙肝病毒颗粒（图 1-3）。

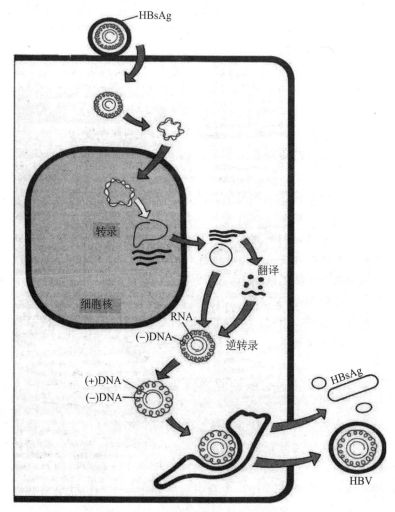

图 1-3　乙肝病毒复制过程

这种 cccDNA 是乙肝病毒复制中重要的中间产物，一旦它在肝细胞核内形成，就具有了高度的稳定性，可长期存在于肝细胞内，不但起着刚才所说的"模板"作用，而且还像深深扎根在泥土里的野草一样很难完全清除。不论用什么抗病毒药物，不论细胞内的 DNA 受到多大的抑制，也不论用药的时间有多久，都很难清除这种 cccDNA。只要肝细胞内有很少量的 cccD-NA，当停药后，核内的 cccDNA 又可以再次成为病毒复制的"模型"，继续复制乙肝病毒的 DNA，这也是乙肝很难根治的原因。

现实生活中，大部分人熟悉的"乙肝两对半"检测的其实并非乙肝病毒的传染物质和致病物（换句话说，不是活的乙肝病毒），所以检查"乙肝两对半"只能反映一个人是否感染过乙肝，却不能直接深入地揭示乙肝病毒在人体内的复制和致病情况，也就不能更好地指导临床用药和制订治疗方案。为了寻找到一个正确合理的病毒量化指标，专家们经过多年研究，找到了一个有效的办法——乙肝病毒 DNA 定量试验。这种试验可以反映患者血中活的病毒量，有助于了解乙肝病毒在患者体内的消长。乙肝病毒 DNA 是含有遗传信息的物质，它是复制子代乙肝病毒的基础。因此，了解了乙肝病毒 DNA 在患者体内的消长情况，就间接地弄清了乙肝病毒的复制情况。

▶ 4. 乙肝病毒是如何导致人体损害的？

其实乙肝病毒本身并不致病，它对肝细胞损伤主要是由机体的免疫系统清除反应引起的。乙肝病毒感染机体后，侵入到肝细胞内，致使肝细胞的某些结构发生变化。激发机体对自身的肝细胞产生免疫反应，便会引起肝细胞损伤。在严重的肝损害病例中，机体免疫系统甚至将没有被 HBV 侵犯的肝细胞也一同杀死，过激的免疫反应和炎性反应导致肝细胞坏死，出现血清转氨酶升高、黄疸、凝血障碍、肝功能衰竭等。可见免疫反应在乙型肝炎的发病机制中有重要意义。免疫功能正常者，机体对感染 HBV 的肝细胞发生一系列的特异性免疫反应，随着病毒被逐步消除，逐渐痊愈。80％以上的成人感染乙肝病毒后能够自行清除，人体内不再有乙肝病毒残留。

5. 乙型肝炎病毒感染人后会出现什么后果？

人被乙肝病毒感染后，根据感染时的年龄和个人免疫特质不同而有不同的结局，可以表现为：①乙肝病毒长期携带，无症状；②急性自限性肝炎，数月后痊愈，有些症状很轻，几乎没有感觉到曾经被乙肝病毒感染就痊愈了；③慢性肝炎反复发作，肝功能波动，肝功能每况愈下，进展为肝硬化；④急性暴发型肝功能衰竭，大块肝坏死危及生命。

HBV 感染时的年龄是影响慢性化的最主要因素。在围生期和婴幼儿时期感染 HBV 者中，分别有 90％和 25％～30％将发展成慢性感染，而 5 岁以后感染者仅有 5％～10％发展为慢性感染。婴幼儿期 HBV 感染的自然史一般可人为地划分为 4 个期，即免疫耐受期、免疫清除期、非活动或低（非）复制期和再活动期。①免疫耐受期：其特点是血清 HBsAg 和 HBeAg 阳性，HBV-DNA 载量高（常大于 10^6 单位/毫升），但血清 ALT 水平正常，肝组织学无明显异常并可维持数年甚至数十年，或轻度炎症坏死、无或仅有缓慢肝纤维化的进展。②免疫清除期：表现为血清 HBV-DNA 大于 2000 单位/毫升，伴有 ALT 持续或间歇升高，肝组织学中度或严重炎症坏死、肝纤维化可快速进展，部分患者可发展为肝硬化和肝功能衰竭。③非活动或低（非）复制期：表现为 HBeAg 阴性、抗 HBe 阳性，HBV-DNA 持续低于最低检测限、ALT 水平正常，肝组织学无炎症或仅有轻度炎症；这是 HBV 感染获得免疫控制的结果，大部分此期患者发生肝硬化和 HCC 的风险大大减少，在一些持续 HBV-DNA 转阴数年的患者，自发性 HBsAg 血清学转换率为每年 1%～3%。
④再活动期：部分处于非活动期的患者可能出现 1 次或数次的肝炎发作，多数表现为 HBeAg 阴性、抗-HBe 阳性，但仍有 HBV-DNA 活动性复制、ALT 持续或反复异常，成为 HBeAg 阴性慢性乙型肝炎，这些患者可进展为肝纤维化、肝硬化、失代偿肝硬化和原发性肝癌；也有部分患者可出现自发性 HBsAg 消失（伴或不伴抗-HBs）和 HBV-DNA 降低或检测不到，因而预后常良好。少部分此期患者可回复到 HBeAg 阳性的状态（特别是在免疫抑制状态如接受化疗时）。

◎ **乙肝病毒携带**：新生儿时期感染 HBV，仅少数（约 5%）可自发清除 HBV，而多数有较长的免疫耐受期，然后进入免疫清除期。

◎ **急性自限性肝炎**：青少年和成年时期感染 HBV，多无免疫耐受期，而直接进入免疫清除期，他们中的大部分可自发清除 HBV（90%～95%），表现为急性乙肝，在经历肝功能异常、乏力、尿黄、食欲缺乏等轻重不等的疾病期后，肝功能恢复正常，症状消失，HBsAg 消失，产生抗-HBs（保护性抗体），获得保护力。相当一部分成人由于临床表现轻微，甚至没有去医院就诊，在毫不知情的状态下安然度过疾病期，直到日后做"两对半"检查，才知道自己曾经得过乙肝，已经痊愈。少数（5%～10%）发展为 HBeAg 阳性慢性乙型肝炎。

◎ **慢性肝炎反复发作**：指免疫清除期，机体免疫力清除病毒，发生免疫反应、肝脏炎症，但免疫力又不够强大，不足以清除病毒，造成肝损害持续存在，肝功能异常。临床症状多种多样，消化功能紊乱症状多见，表现为食欲缺乏、厌油、恶心、腹胀、便溏等。多数患者有乏力、肝区不适。部分患者可有出血倾向，表现为齿龈出血、鼻出血、皮下出血点或瘀斑。少数患者无任何自觉症状。肝性病容，表现为面色晦暗，青灰无华。

可见肝掌、蜘蛛痣，肝脾肿大，质地中等或较硬，有触痛、叩痛，脾脏可进行性肿大。免疫清除期可以发生自发性 HBeAg 血清学转换，年发生率为 2%～15%，其中年龄小于 40 岁、ALT 升高以及感染 HBV 基因 A 型和 B 型者发生率较高。HBeAg 血清学转换后每年有 0.5%～1.0%发生 HBsAg 清除。

慢性 HBV 感染者肝炎反复发作会导致肝硬化。在免疫耐受期，患者只有很轻或没有肝纤维化进展，而免疫清除期是肝硬化的高发时期。肝硬化的累积发生率与持续高病毒载量呈正相关。而肝硬化患者中原发性肝癌的年发生率为 3%～6%。

◎ **急性重型肝炎**：机体的免疫系统对 HBV 感染产生过度的应答时，临床呈现的过程。淋巴细胞活化释放多种淋巴因子，对肝细胞发挥细胞毒效应，引起细胞死亡。急性重型肝炎的抗体应答亢进。急性重型肝炎常是急性感染病情急剧恶化，也可在慢性感染过程中自发性急剧恶化而发生。在撤除免疫抑制药物治疗者，可能发生急性重型肝炎。

▶ 6. 急性乙型肝炎的进展过程如何？

免疫功能正常的机体感染 HBV 后，引起正常的细胞和体液免疫反应，病毒清除。在清除病毒的过程中会破坏一定数量的肝细胞，临床表现出肝炎症状，清除病毒后痊愈。并不是所有人都有急性肝炎表现，近年来发现 HBV 急性感染时也可通过非细胞破坏途径清除肝细胞内 HBV，包括 cccDNA，在血清 ALT 升高及肝细胞出现病变之前就已经被清除了，这主要是依赖于巨噬细胞和自然杀伤细胞的活性增强及某些细胞因子而实现的。所以会有相当一部分人从未有临床症状但已经是 HBV 既往感染状态，而且出现了保护性抗体抗 HBs。

急性乙肝潜伏期 6 周至 6 个月，一般为 3 个月左右，分为有黄疸和无黄疸两型。

◎ **急性黄疸型肝炎**：总病程 2～4 个月，分 3 期。

• 黄疸前期：起病较缓，主要为厌食、恶心等胃肠道症状及乏力。少数有呼吸道症状，偶见高热、剧烈腹痛，少数有血清病样表现。本期持续数天至 2 周。

• 黄疸期：巩膜及皮肤黄染明显，于数日至 2 周内达高峰。黄疸出现后，发热渐退，食欲好转，部分患者消化道症状在短期内仍存在。肝大、质软，有压痛及叩痛。有 5%～10%的患者脾大。周围血白细胞一般正常或稍低，血清 ALT 升高 10 余倍至数十倍，急速发展的高水平胆红素血症表示病变严重，持续快速增高者警惕急性重型肝炎。HBsAg、HBeAg 出现在发病前，抗-HBe 最早转换。此期持续 2～6 周。

• 恢复期：黄疸渐退，各种症状逐渐消失，肝脾回缩至正常，肝功能恢复正常，本期持续 4 周左右。临床和血清学恢复后肝组织病变减轻，但充分恢复需在半年以后。

◎ **急性无黄疸型肝炎**：起病徐缓，症状类似上述黄疸前期表现，不少病人症状不明显，在普查或查血时，偶见血清 ALT 升高，患者多于 3 个月内逐渐恢复，有 5%～10%转为慢性肝炎。

7. 慢性乙型肝炎的分布和流行有什么特征？

乙型肝炎（简称乙肝）呈世界性流行，但不同地区 HBV 流行的强度差异很大。据世界卫生组织报告，全球约 20 亿人曾感染过 HBV，其中 3.5 亿为慢性 HBV 感染者，每年约有 100 万人死于 HBV 感染所致的肝功能衰竭、肝硬化和肝细胞肝癌（hepatocellular carcinoma，HCC）。我国属 HBV 高流行区，1992 年全国乙型肝炎血清流行病学调查显示，一般人群的 HBsAg 阳性率为 9.09%。接种与未接种乙肝疫苗人群的 HBsAg 阳性率分别为 4.51%和 9.51%。2006 年全国乙型肝炎血清流行病学调查显示，一般人群的 HBsAg 阳性率为 7%。

8. 乙肝的传染源及传播方式如何？

HBV 主要经血和血制品、母婴、经破损的皮肤和黏膜及性接触传播。

◎ **血液传播**：为乙肝病毒最主要的传染方式，如输入含有乙肝病毒的全血、血浆、血清或其他血制品，均可造成乙肝病毒感染。由于严格实施对献血员进行 HBsAg 筛查，经输血或血液制品引起的 HBV 感染已很少发生。使用未经严格消毒的医疗器械、注射器、侵入性诊疗操作和手术，以及静脉内滥用毒品等，也可使 HBV 传播。

◎ **母婴传播**：围生期传播是母婴传播的主要方式，多为在分娩时接触 HBV 阳性母亲的血液和体液传播。

◎ **经皮肤黏膜传播**：文身、扎耳环孔、医务人员工作中的意外暴露可造成传播。此外，与乙肝患者长期密切接触，唾液、尿液、血液、胆汁及乳汁，均可污染器具、物品，经破损皮肤、黏膜而传播乙肝。尤其有共用剃须刀和牙刷等不良习惯时更易传播。

◎ **性传播**：与 HBV 阳性者性接触，如果不采取防御措施，其感染 HBV 的危险性增高。

一般生活或工作接触，如握手、拥抱等无血液暴露的接触，一般不会传染 HBV。经吸血昆虫（蚊、臭虫等）传播未被证实。

9. 乙型肝炎会遗传吗？

乙型肝炎不会遗传给下一代。但携带乙肝病毒的母亲，会通过母婴这一途径传播给孩子，乙肝病毒会通过宫内传播或分娩传播的方式，进入婴儿体内，造成婴儿出生后就是乙肝患者或乙肝病毒携带者，给人一种遗传的假象。其实乙型肝炎的母婴传播并不是遗传。因此，如果在妊娠期没能做好积极的病毒阻断，婴儿可能被母亲传染。如果新生儿在出生后立即注射乙肝免疫球蛋白和乙型肝炎疫苗，95％以上的新生儿不会被乙型肝炎病毒感染。

10. 母亲感染乙型肝炎病毒，孩子一定也会被感染吗?

乙肝表面抗原 HBsAg 阳性母亲子女中，HBsAg 阳性率为 30％～40％，而 HBsAg 阴性母亲的子女则低于10％。说明子女感染 HBV 与母亲有着密切的关系。母婴传播有两种情况：第一，是宫内感染，是指有 HBV 感染的母亲对胎儿的传播，绝大部分发生在妊娠的最后 3 个月，病毒进入胎儿体内而被感染。第二，围生期传播，是指在分娩前后半个月或分娩中所发生的乙肝病毒感染，这是由于带有 HBV 的母血经婴儿破损的皮肤或胎盘小的渗漏而发生；或者由于分娩时胎盘破裂，少量母血进入胎儿血循环，胎儿吸入母血或通过阴道时吸入羊水或阴道分泌物而致感染发生。新生儿期感染 HBV 后，易致长期或终身带毒。

母婴传播乙肝的发生与母亲的 e 抗原是否阳性密切相关。HBeAg 阳性母亲所生婴儿 HBsAg 多为阳性。其他与母婴传播有关的因素有：妊娠后 HBV 感染的时间，母血 HBsAg 滴度高低，产程长短，母亲是急性感染还是慢性感染，是否哺乳等。母婴间的水平传播主要为哺乳和生活密切接触所致。

11. 乙型肝炎感染者不适合从事哪些职业?

乙肝患者不能从事什么工作，国家是有明文规定的，乙肝患者不能从事食品加工业、餐饮服务行业、化妆品业、药品和卫生用品生产行业，也不能从事教师、供水、食品药品经营、公共场所行业等需要有健康证明的行业。

除此之外，2011 年 2 月 17 日原卫生部发文《卫生部政务公开办公室关于已核准的乙肝表面抗原携带者不得从事的职业的说明》。目前，经原卫生部核准的乙肝表面抗原携带者不得从事的职业和可以开展相关检测的行业有以下几类。

• 根据人力资源和社会保障部发布的《公务员体检特殊标准（试行）》，"乙肝病原携带者，特警职位，不合格。"

• 根据《卫生部关于民航空勤人员体检鉴定乙肝检测调整意见的复函》要求，民航招收飞行学生体检鉴定乙肝项目检测，可以保留体检鉴定乙肝项目检测。

• 血站从事采血、血液成分制备、供血等业务工作的员工。根据要求血站应"建立员工健康档案。对从事采血、血液成分制备、供血等业务工作的员工，应当每年进行一次经血传播病原体感染情况的检测。对乙型肝炎病毒表面抗体阴性者，征求本人意见后，应当免费进行乙型肝炎病毒疫苗接种。"

乙肝患者不能从事什么工作，除了上述规定中不能从事的工作之外，乙肝患者在找工作就业的时候，一定要依据个人的身体条件出发，如不参加夜班的工作、不找体力劳动强度大的工作等。

12. 为什么说医护人员是乙型肝炎感染的高危人群？

医护人员在医疗活动中（特别是从事外科手术或者血液检验的人员），有时会直接接触乙型肝炎患者的血液或意外刺伤，极易引起乙型肝炎病毒感染，所以医护人员属于乙型肝炎高危人群。

13. 为什么说静脉注射毒品者是乙型肝炎的高危人群？

　　静脉注射毒品者经常与他人共用注射器或针头，极易通过污染的注射器或针头传播乙型肝炎病毒。因此，吸毒者属于乙型肝炎高危人群，需及时接种乙肝疫苗、避免与他人共用针头或注射器，最好是戒毒。

14. 乙型肝炎患者或病毒携带者在家里需要单独使用餐具吗？

　　不需要，因为乙肝不会通过饮食传播。

15. 慢性乙型肝炎有哪些症状？

　　◎ **全身表现**：患者常感身体乏力，容易疲劳，可伴轻度发热等。失眠、多梦等可能与此有关。

　　◎ **消化道表现**：肝炎时，肝功能异常，胆汁分泌减少，常出现食欲缺乏、恶心、厌油、上腹部不适、腹胀等。

　　◎ **黄疸**：病情较重时，肝功能受损，胆红素的摄取、结合、分泌、排泄等障碍，血液中胆红素浓度增高。胆红素从尿液排出，尿液颜色变黄，是黄疸最早的表现。血液中胆红素浓度继续增加，可引起眼睛、皮肤黄染。由于胆汁酸的排出障碍，血液中胆汁酸浓度增高，过多的胆汁酸沉积于皮肤，刺激末梢神经，可引起皮肤瘙痒。

　　◎ **肝区疼痛**：慢性乙肝患者一般没有剧烈的疼痛。部分患者可有右上腹、右季肋部不适、隐痛、压痛或叩击痛。如果肝区疼痛剧烈，还要注意胆道疾病、肝癌、胃肠疾病的可能性，以免误诊。

◎ **肝脾肿大**：由于炎症、充血、水肿、胆汁淤积，患者常有肝脏肿大。晚期大量肝细胞破坏，纤维组织收缩，肝脏可缩小。急性肝炎或慢性肝炎早期，脾脏无明显肿大，门静脉高压时，脾脏淤血，可引起脾脏肿大。

◎ **肝外表现**：慢性乙肝，尤其是肝硬化患者面色黧黑晦暗，称肝病面容。手掌大、小鱼际显著充血称为肝掌。皮肤上一簇呈放射状扩张的形如蜘蛛的毛细血管团称蜘蛛痣，其他部位也可出现。男性可出现勃起功能障碍，对称或不对称性的乳腺增生、肿痛和乳房发育，偶可误诊为乳腺癌；女性可出现月经失调、闭经、性欲减退等。这可能与肝功能减退，雌激素灭活减少，体内雌激素增多有关。

◎ **肝纤维化**：慢性乙肝炎症长期不愈，反复发作，肝内纤维结缔组织增生，而其降解活性相对或绝对不足，大量细胞外基质沉积下来形成肝纤维化。如果肝纤维化同时伴肝小叶结构的破坏（肝再生结节），则称为肝硬化。临床上难以将两者截然分开，慢性肝病由肝纤维化到肝硬化是一个连续的发展过程。

16. 慢性乙型肝炎患者都存在症状吗？

不一定。感染乙型肝炎病毒后，可表现为不发病，但又不能清除病毒，使病毒与人体处于共存状态，成为无症状乙型肝炎病毒携带者。患者没有任何不适的表现，但是因为乙型肝炎表面抗原依然存在，病毒仍可在肝脏内复制。即便是有些患者已经发展成慢性肝炎、肝硬化，也可以没有症状。因此，慢性乙型肝炎即使无症状，定期检查也是非常重要的，以免延误治疗时机。

17. 什么是肝掌、蜘蛛痣？

慢性乙型肝炎、肝硬化患者双手手掌两侧的大、小鱼际和指尖掌面呈粉红色斑点和斑块，色如朱砂，加压后即变成苍白色，解除压迫后又呈红色，掌心颜色正常，称为"肝掌"。颈部、前胸、面部和手臂等部位可见到多个充血像蜘蛛一样的红色痣，称为"蜘蛛痣"，大小不一，轻压后可褪色，解除压力后，还可再充盈。

18. 慢性乙型肝炎都会有肝掌和蜘蛛痣吗？

不一定。与慢性肝炎相比较而言，肝掌、蜘蛛痣在肝硬化患者中更为常见，但很多轻度肝硬化患者并无肝掌及蜘蛛痣，可随病情的变化而增长或消失。不是所有慢性乙型肝炎患者都有肝掌及蜘蛛痣，也不是出现肝掌和蜘蛛痣就有肝病。在极少数的正常人中，如青春期少女、孕妇，甚至是在健康的男性中也可见到蜘蛛痣。

19. 如何知道自己是否有乙肝病毒感染？

化验乙肝两对半就可以知道是否有乙肝病毒感染。

通过检测乙肝病毒的抗原抗体可以简单地判断是否感染了乙肝病毒。但仅仅检测一种抗体还无法完全判断出乙肝病毒目前的状态，最好的办法就是将和乙肝相关的抗原和抗体全部检测出来。这就是，乙肝表面抗原（HBsAg）、e抗原（HBeAg）和核心抗原（HBcAg），以及三种抗原诱生的相应的抗体，分别是表面抗体（抗-HBs）、e抗体（抗-HBe）和核心抗体（抗-HBc）。由于技术的原因，一般临床实验室无法检验核心抗原，所以三对抗原抗体少了一项，因此医院检验乙肝病毒标志是查"乙肝五项"，俗称两对半。

◎ HBsAg：乙肝病毒表面抗原，又名"澳抗"，为已经感染病毒的标志。并不反映病毒有无复制、复制程度、传染性强弱。

◎ HBsAb：乙肝病毒表面抗体，为中和性抗体标志。是否康复或是否有抵抗力的主要标志。乙肝疫苗接种者，若仅此项阳性，应视为乙肝疫苗接种后正常现象；感染乙肝病毒后依靠自身免疫力清除乙肝病毒的人体内也会产生乙肝表面抗体，这是一种好现象。

◎ HBeAg：乙肝病毒 e 抗原，为病毒复制标志。持续阳性 3 个月以上则有慢性化倾向。

◎ HBeAb：乙肝病毒 e 抗体，为病毒复制停止标志。病毒复制减少，传染性较弱，但并非完全没有传染性。

◎ HBcAb：乙肝病毒核心抗体，为曾经感染过或正在感染者都会出现的标志。核心抗体 IgM 是新近感染或病毒复制标志，核心抗体 IgG 是感染后就会产生的，对于辅助两对半检查有一定意义。

乙肝前 S1 抗原是病毒复制的另一个指标，人体感染乙型肝炎病毒后，最早的免疫应答就是针对前 S1 抗原的。由于前 S1 抗原出现在 HBV 感染的最早期，因而可以起到早期诊断的作用。

由于核心抗原在血中不易测到，所以还剩两对半抗原抗体，这就是人们常说的"乙肝两对半"检查，或称"乙肝五项"检查。

通常所说的"大三阳"是指乙肝表面抗原、e 抗原、核心抗体三项阳性；而"小三阳"指的是表面抗原、e 抗体、核心抗体阳性。各抗原抗体在临床上还有其不同的指示意义，表面抗原（HBsAg）表示体内是否存在乙肝病毒；表面抗体（抗-HBs）表示体内是否有保护性，可以抵抗病毒入侵；e 抗原（HBeAg）

表示病毒是否复制及具有传染性；e 抗体（抗-HBe）则表示病毒复制是否受到抑制；而核心抗体（抗-HBc）主要表示是否感染过乙肝病毒。

20. 慢性乙型肝炎的诊断标准是什么？

慢性乙型肝炎病毒感染者是指既往曾经有过乙型肝炎病史或 HBsAg 阳性超过 6 个月，目前 HBsAg 和（或）乙型肝炎病毒 DNA 仍为阳性的人群。

21. 慢性乙型肝炎的检查方法有哪些？

我们可以通过了解乙型肝炎病毒感染的传染源，结合临床表现、化验及仪器检查，必要时通过肝脏穿刺活检，对慢性乙型肝炎做出正确的临床诊断，并且判断患者所处疾病进展阶段及病情轻重程度。

◎ 生物化学检查

• 丙氨酸氨基转移酶（ALT）与天冬氨酸氨基转移酶（AST）：血清 ALT 和 AST 水平一般可反映肝细胞损伤的程度，最为常用。

• 胆红素：通常血清胆红素水平与肝细胞坏死程度有关，但需与肝内和肝外胆汁淤积所引起的胆红素升高鉴别。肝功能衰竭患者血清胆红素常较高，且呈进行性升高（每天上升≥17.1 微摩/升），可超过 171 微摩/升。并可出现胆红素与 ALT 和 AST 分离现象。

• 凝血酶原时间及凝血酶原活动度：凝血酶原时间（PT）是反映肝脏凝血因子合成功能的重要指标，凝血酶原活动度（PTA）是 PT 测定值的常用表示方法，对判断疾病进展及预后有较大价值，近期内 PTA 进行性降至 40% 以下为肝功能衰竭的重要诊断标准之一。

• 胆碱酯酶：可反映肝脏合成功能，可用于判断病情轻重、监测肝病发展趋势。

• 白蛋白：反映肝脏合成功能，慢性乙型肝炎、肝硬化和肝功能衰竭患者的白蛋白下降或球蛋白升高，表现为白蛋白/球蛋白比值降低。

• 甲胎蛋白（alpha fetoprotein，AFP）：明显升高往往提示原发性肝癌，轻度 AFP 升高也常提示大量肝细胞坏死后的肝细胞再生，可能有助于判断预后，也可监测原发性肝癌的发生，但应注意 AFP 升高的幅度、持续时间及其动态变化，并结合患者的临床表现和 B 超等影像学检查结果进行综合分析。

◎ **HBV 血清学检测**：HBV 血清学标志包括两对半，HBV-DNA 定量等。用聚合酶链反应（polymerase chain reaction，PCR）方法可查到血中有乙型肝炎病毒的脱氧核糖核酸（deoxyribonucleic acid，DNA）。HBV-DNA 的定量检测结果用单位/毫升或拷贝/毫升表示。病毒量越高传染性越强。同样也不能简单地认为病毒量越高，病情越重。

◎ **影像学检查**：最常用的是彩超检查，主要目的是鉴别诊断和监测慢性乙型肝炎的病情进展及发现肝脏的占位性病变如原发性肝癌等。为了更好地判断纤维化分期，患者可以进行瞬时肝脏弹性测定（FibroScan）。可以对肝脏硬度做出量化判断的手段，该方法对人体没有创伤，操作简单快速。CT 是在计算机指导下做放射线断层扫描成像，MRI 是磁共振扫描成像，有助于判别肝脏病理病变进展程度，鉴定肝内结节性质以及明确相关脏器情况等。医生会根据不同情况选择。

◎ **肝穿刺检查**：对诊断有困难的患者可以进行肝穿刺活检检查，不但可以帮助查找感染的病因，还可以对炎症活动度以及肝纤维化程度进行评价。到目前为止，是肝脏病变诊断的金标准。

22. HBV-DNA、基因型和变异检测（DNA 序列测定）各有何含义？

◎ **HBV-DNA 定性和定量检测**：反映病毒复制情况或水平，主要用于慢性 HBV 感染的诊断、监测血清 HBV-DNA 及其水平，以及抗病毒疗效。

◎ **HBV 基因分型**：乙肝病毒分 A 型、B 型、C 型、D 型、E 型、F 型、G 型、H 型、I 型共九种类型，其中 A 型、D 型对干扰素治疗反应好于 B 型、C 型，B 型好于 C 型，对治疗方案的选择有一定指导意义。

◎ **DNA 序列测定**：即 HBV 耐药突变株检测，可以检测出耐药位点。

23. 乙型肝炎病毒慢性感染可以表现为哪些情况？

根据 HBV 感染者的血清学、病毒学、肝功能试验及其他临床和辅助检查结果，可将慢性 HBV 感染分为以下几种情况。

◎ **慢性乙型肝炎**

• HBeAg 阳性慢性乙型肝炎：血清 HBsAg、HBV-DNA 和 HBeAg 阳性，抗-HBe 阴性，血清 ALT 持续或反复升高，或肝组织学检查有肝炎病变。

• HBeAg 阴性慢性乙型肝炎：血清 HBsAg 和 HBV-DNA 阳性，HBeAg 阴性、抗-HBe 阳性或阴性，血清 ALT 持续或反复异常，或肝组织学检查有肝炎病变。

上述两型慢性乙型肝炎根据肝功能试验及其他临床和辅助检查结果，也可进一步分为轻度、中度和重度（见 2001 年《病毒性肝炎防治方案》）。

◎ **乙型肝炎肝硬化**：乙型肝炎肝硬化是慢性乙型肝炎发展的

结果，肝组织病理学表现为弥漫性纤维化及假小叶形成，两者必须同时具备，才能做出病理诊断。

• 代偿期肝硬化：指早期肝硬化，一般属 Child-Pugh A 级（临床常用的肝功能评分系统）。可有轻度乏力、食欲缺乏或腹胀症状，ALT 和 AST 可异常，但尚无明显肝功能衰竭表现。可有门静脉高压症，如脾功能亢进及轻度食管-胃底静脉曲张，但无食管-胃底静脉曲张破裂出血、无腹水和肝性脑病等。

• 失代偿期肝硬化：指中、晚期肝硬化，一般属 Child-Pugh B 或 C 级。患者已发生食管-胃底静脉曲张破裂出血、肝性脑病、腹水等严重并发症。多有明显肝功能衰竭表现，如白蛋白＜35 克/升，胆红素＞35 微摩/升，ALT 和 AST 不同程度升高，凝血酶原活动度多降低（失代偿期小于 60％）。

◎ **携带者**

• 慢性 HBV 携带者：血清 HBsAg 和 HBV-DNA 阳性，HBeAg 或抗-HBe 阳性，但 1 年内连续随访 3 次以上，血清 ALT 和 AST 均在正常范围，肝组织学检查一般无明显异常。对血清 HBV-DNA 较高者（＞10^5 拷贝/毫升），应劝其做肝穿刺检查，以便进一步确诊和作相应治疗。

• 非活动性 HBsAg 携带者：血清 HBsAg 阳性、HBeAg 阴性、抗 HBe 阳性或阴性，HBV-DNA 检测不到（PCR 法）或低于阈值，1 年内连续随访 3 次以上，ALT 均在正常范围。肝组织学检查显示，Knodell 肝炎活动指数（HAI）＜ 4 或其他的半定量计分系统病变轻微。

◎ **隐匿型慢性乙肝**：血清 HBsAg 阴性，但血清和（或）肝组织中 HBV-DNA 阳性，并有慢性乙型肝炎的临床表现。患者可伴有血清抗-HBs、抗-HBe 和（或）抗-HBc 阳性；另约 20％ 隐匿性慢性乙型肝炎患者除 HBV-DNA 阳性外，其余 HBV 血清学标志均为阴性。诊断需排除其他病毒及非病毒因素引起的肝损伤。

24. 血液化验可以诊断慢性乙型肝炎吗？

通过化验肝功能、乙型肝炎两对半、乙型肝炎病毒定量等检测，可以对慢性乙型肝炎的病情程度做出初步的判断。但如想对慢性乙型肝炎做出全面且正确的临床诊断，除血液检查外，还需要辅助超声波、CT、磁共振等影像学检查，以及运用胃镜、瞬时肝脏弹性测定等检测手段。必要时还要进行肝脏穿刺，做活体病理检查，明确组织学变化。

25. 超声波检查能诊断肝硬化吗？

超声波检查可以诊断肝硬化。但对于某些特殊情况，如肝硬化早期，与慢性肝炎很难区分；再如某些酒精性肝硬化或循环淤血性肝硬化等，肝脏体积明显增大，单纯靠超声波做出肝硬化诊断就较为困难。

26. 慢性乙型肝炎为什么要做胃镜检查？

慢性乙型肝炎患者进行胃镜检查有多个目的。当慢性肝炎不断发展与早期肝硬化难以区分，不能进行肝穿刺活检的情况下，进行胃镜检查，通过查看是否合并食管及胃底静脉曲张，来辅助区分肝炎与肝硬化。如慢性乙型肝炎发展至肝硬化阶段，有必要进行胃镜检查，有如下目的：①明确有无静脉曲张，如有，明确其程度，对潜在合并出血并发症的可能性进行判断。②肝硬化合并消化道出血的患者要通过胃镜检查来进一步明确出血原因，如有必要，进行镜下治疗，如食管曲张套扎术、硬化剂注射、组织胶栓塞等预防或治疗出血。③进行外科治疗前的辅助性检查。

27. 转氨酶正常就没有问题吗?

不一定。转氨酶是催化氨基酸与酮酸之间氨基转移的一类酶。是人体肝脏正常运转过程中不可少的"催化剂",肝细胞发生炎症、中毒、坏死等症状时,会造成肝细胞的受损,转氨酶便会释放到血液里,使血清转氨酶高出正常值。转氨酶的高低可以反映出肝脏的某些疾病。慢性乙型肝炎的病情变化极为复杂,有些患者没有任何症状,转氨酶长期保持正常,肝组织学也无进展,但却因乙型肝炎病毒在体内长期复制,携带有大量病毒而对其他人有传染性;有些患者肝功能长期保持正常,但肝内却有长期活动性炎症,以至于在无任何临床表现的情况下,发展至肝硬化或肝癌。因此,即使转氨酶正常,慢性乙型肝炎患者也应定期进行血清学及影像学的监测,提高对疾病的认识,避免延误诊治时机。

28. 慢性乙型肝炎病毒感染临床上分为哪些类型?

慢性乙型肝炎病毒感染临床上分为:乙型肝炎病毒携带者、慢性乙型肝炎、乙型肝炎肝硬化和隐匿性慢性乙型肝炎。

◎ **乙型肝炎病毒携带者**:是指感染了病毒后血清中可以查到病毒(HBV-DNA),但未造成明显的肝脏损害。

◎ **慢性乙型肝炎**:是指感染乙型肝炎病毒 6 个月以上,血清中 HBsAg 阳性,HBV-DNA 阳性,ALT 持续或反复升高,或肝穿刺活检检测有肝炎病变。该型又可分为 HBeAg 阳性慢性乙型肝炎和 HBeAg 阴性慢性乙型肝炎,两者在病毒学、免疫学、病理组织学、治疗以及预后方面均有不同。

◎ **乙型肝炎肝硬化**:慢性乙型病毒性肝炎如果不经有效抗病毒治疗,疾病进展,会发展为肝硬化,临床上出现门静脉高压、腹水、脾大、食管静脉曲张、白细胞减少、血小板减少和贫血等，甚至出现食管-胃底静脉曲张破裂出血。肝硬化根据严重程度又分为代偿期和失代偿期。

◎ **隐匿性慢性乙型肝炎**：指血清 HBsAg 阴性，但血清或肝组织中 HBV-DNA 阳性，并有慢性肝炎临床表现。临床较少见，易被漏诊。

29. 乙型肝炎病毒携带者的诊断标准是什么？

乙肝病毒携带者是指感染了乙肝病毒，没有肝炎症状和体征，肝功能等各项检查正常，1 年内连续随访 3 次以上，血清 ALT 和 AST 均在正常范围，肝组织学检查一般无明显异常的群体。

30. 乙型肝炎肝硬化的诊断标准是什么？

乙型肝炎肝硬化是由乙肝病毒引起的慢性肝炎长期发展形成的弥漫性肝损害。病理组织学上有广泛的肝细胞坏死、残存肝细胞结节性再生、结缔组织增生与纤维隔形成，导致肝小叶结构破坏和假小叶形成，肝脏逐渐变形、变硬而发展为肝硬化。肝硬化根据严重程度又分为代偿期和失代偿期。肝硬化代偿期由于肝脏代偿功能较强可无明显症状，可有门静脉高压，如轻度的食管静脉曲张；失代偿期肝硬化则以肝功能损害和门静脉高压为主要表现，并有多系统受累，常出现上消化道出血、肝性脑病、继发感染、脾功能亢进、腹水、癌变等并发症。

31. 隐匿性慢性乙型肝炎的诊断标准是什么？

指血清 HBsAg 阴性，但血清或肝组织中 HBV-DNA 阳性，并有慢性肝炎临床表现。

32. 慢性乙型肝炎病毒携带者会转化成慢性乙型肝炎吗？

可以。劳累、饮酒、服用免疫抑制药等均容易打破免疫耐受状态，诱发慢性乙型肝炎病毒携带者转化为慢性乙型肝炎。

33. 慢性乙型肝炎多长时间会发展成肝硬化？

慢性乙型肝炎患者发展为肝硬化的年发生率大约为 2.1%，HBeAg 阴性慢性乙型肝炎平均 9 年进展为肝硬化。慢性乙型肝炎患者中，肝硬化失代偿 5 年累计发生率约 16%。有效的抗病毒治疗可以延缓肝脏疾病的进展，降低肝硬化的发生率。

34. 乙型肝炎病毒携带者与慢性乙型肝炎有何不同？

两者的不同主要在于是否有转氨酶的升高或病理肝组织的炎症。乙型肝炎病毒携带者多处于免疫耐受期，HBsAg、HBV-DNA 阳性者，1 年内连续随访 3 次以上 ALT 均在正常范围，肝组织学检查显示病变轻微。慢性乙型肝炎是指血清 HBsAg 阳性，HBV-DNA 阳性，ALT 持续或反复升高，或肝组织学检查有肝炎病变。

35. 肝功能正常的乙型肝炎病毒感染者一定是乙型肝炎病毒携带者，而不是乙型肝炎患者吗？

不一定。肝功能正常不能代表没有肝功能的损害，如果影像学检测提示肝脏慢性病变存在，可行肝穿刺活检检测，如果肝脏有慢性病变存在，仍考虑为乙型肝炎患者。

36. HBsAg 阳性超过半年，出现肝功能损害，一定是慢性乙型肝炎患者吗？

不一定。需除外其他引起肝脏损害的原因，如饮酒、药物、脂肪肝、甲状腺功能亢进症等，这些因素与 HBsAg 阳性同时出现，可能存在乙肝活动的假象，需进行病史采集、化验检测，甚至肝穿刺活检才能鉴别。

37. HBsAg 阳性，肝功能正常，有可能肝硬化吗？

有可能。代偿期肝硬化可以表现为肝功能完全正常，也没有明显的临床症状，容易被忽视，需通过超声、CT 或 MR 等影像学检测，以及肝穿病理检测才能诊断。所以乙肝患者需定期行影像学检测以发现早期肝硬化、肝癌。

38. HBsAg 阴性就可以排除慢性乙型肝炎吗？

不能完全排除。需进一步行乙肝两对半及 HBV-DNA 检测以排除隐匿性肝炎。隐匿性肝炎可以 HBsAg 阴性，但一定有 HBV-DNA 阳性。

39. 乙型肝炎病毒感染者一定会进展成肝硬化和肝癌吗？

不一定。乙型肝炎病毒感染的患者部分会自愈，部分慢性化，慢性化的患者未加控制其中有些会逐渐发展到肝硬化、肝癌。病毒高水平复制、饮酒、合并丙肝、丁肝、艾滋病病毒感染等，肝硬化和肝癌的发生率会更高。早期控制病毒、戒酒非常重要。

40. 慢性乙型肝炎发展为肝硬化的危险因素有哪些？

危险因素包括：乙肝病毒高水平复制、乙肝病毒基因型 C、男性、嗜酒、肥胖、合并丙肝、丁肝或艾滋病病毒感染、母婴传播等。

41. 慢性乙型肝炎发展为肝癌的危险因素有哪些？

危险因素包括：乙肝病毒复制水平、肝硬化是最主要的危险因素。肝硬化患者中肝癌年发生率为 3％～6％。其他还有男性、年龄大、肝硬化、糖尿病、肥胖、嗜酒、吸烟、乙肝病毒基因型 C、HBeAg 阳性等。

42. 乙型肝炎的常规化验检查有哪些？

常规化验检查包括血常规、肝功能、肾功能、电解质、凝血酶原时间及活动度、AFP、乙肝两对半和 HBV-DNA。

43. 如何看懂肝功能检查单？

具体见表 1-1。

表1-1　肝功能指标参考值及临床意义

分类	项目	参考值	临床意义
反映肝细胞损伤项目	丙氨酸氨基转移酶［谷丙转氨酶（ALT）］	0～40单位/升	当肝细胞膜受损或细胞坏死时，这些酶进入血清便增多。通过测定血清或血浆中酶的活性，即可反映肝细胞受损情况及损伤程度
	天冬氨酸氨基转移酶［谷草转氨酶（AST）］	0～40单位/升	
	碱性磷酸酶（ALP）	成人：40～150单位/升	
	γ-谷氨酰转肽酶（γGT）	男：11～50单位/升 女：7～30单位/升	
反映肝脏分泌和排泄功能的项目	总胆红素（TBIL）	1.71～17.1微摩/升	病毒性肝炎、药物或酒精引起的中毒性肝炎、溶血性黄疸、内出血等都可以出现总胆红素升高。胆红素升高可以是血液系统、肝细胞及胆道的病变
	直接胆红素（DBIL）	1.71～7微摩/升	
反映肝脏合成贮备功能的项目	总蛋白（TP）	成人：60～80克/升	肝脏均参与它们的合成，血清中该指标下降需考虑肝脏的合成能力降低
	白蛋白（ALB）	35～50克/升	
	免疫球蛋白（G）	20～30克/升	

▶44. 肝功能不正常怎么办?

需及时到肝病专科就诊，分析肝功能不正常的原因，如乙肝、丙肝、酒精、药物、结石等，予以去除病因的治疗及保肝治疗。

45. 转氨酶正常就代表肝功能正常吗?

首先，如转氨酶正常，还需观察胆红素、白蛋白、凝血等其他反应肝功能的指标是否正常。即使肝功能都正常，还需进行肝炎病毒的检查和影像学检查，才能比较完善地说明肝脏的情况。

46. "乙肝两对半"（乙肝病毒的血清学标志）化验单怎么看?

具体见表 1-2。

表 1-2 "乙肝两对半" 8 种结果模式的临床意义

模式	HBsAg	HBsAb	HBeAg	HBeAb	HBcAb	临床意义分析
①	+	—	+	—	+	大三阳：急性或慢性乙肝感染。提示乙肝病毒复制活跃，传染性强
②	+	—	—	+	+	小三阳：急性乙肝感染趋向恢复；慢性乙肝携带者或肝炎；传染性相对较弱
③	+	—	—	—	+	乙肝感染发生血清学转化中间状态，传染性相对较弱
④	—	+	—	—	—	注射过乙肝疫苗或既往感染过；有保护性抗体

续表

模式	HBsAg	HBsAb	HBeAg	HBeAb	HBcAb	临床意义分析
⑤	－	＋	－	－	＋	既往感染过乙肝
⑥	－	＋	－	＋	＋	既往乙肝感染后康复
⑦	－	－	－	－	＋	既往感染过；无保护性抗体
⑧	－	－	－	－	－	未感染过乙肝，需打乙肝疫苗

47. HBV-DNA 定量检测化验单怎么看？

HBV-DNA 有两种单位，国际单位/毫升（U/ml）和拷贝/毫升（copies/ml），它们的换算是 1U 相当于 5～6 拷贝。数值可分为两种情况，出现＜N，表示 N 为仪器检测的最低限，检测结果低于仪器能测出的水平，结果为阴性；第二种情况为科学计数法表示的数字，结果为阳性，如 5×10^3 表示 5000。

48. 已经做了"乙肝两对半"和肝功能检查，为什么还要查 HBV-DNA 定量？

它们反映的是疾病的不同方面，乙肝两对半反映乙肝的血清学情况，HBV-DNA 反映病毒复制的情况，肝功能针对肝脏的炎性损害，不能互相代替。HBV-DNA 非常重要，是支撑是否需要抗病毒治疗及是否调整抗病毒治疗方案的重要依据。

49. 抗病毒治疗过程中，病毒都已经转阴了，为什么还要定期查病毒定量？

口服抗病毒药物只能抑制病毒的复制，难以彻底根除。血液中病毒检测不到时，肝组织仍有病毒复制，特别是耐药的病毒株，当其复制达到一定的水平时，血液中就可以再次检测到，这就是我们通常所说的病毒耐药。出现这样的情况必须及时调整抗病毒治疗方案，避免引起肝炎甚至肝功能衰竭。这就要求我们定期监测 HBV-DNA。

50. "乙肝两对半"检查提示全部为阴性，是否可以不用担心了？

乙肝两对半检查为全部阴性说明没有感染过乙肝病毒，但也没有保护性抗体，需注射乙肝疫苗预防感染。

51. 肝脏的超声波、CT 和磁共振成像有何意义？

肝脏的超声波、CT 和磁共振成像可以帮助我们观察肝脏的形态、结构、位置是否正常，有没有结节、肿块、囊肿、脓肿、寄生虫等，以及肝脏周围的脏器情况（脾脏增大、门静脉、胰腺肿胀、胆道狭窄或扩张、结石等）。这些检查尤其有助于筛查和诊断肝硬化、肝癌、结石和寄生虫异物等。

52. 超声波、CT 和磁共振成像检查有何不同？

超声检查利用超声波成像，无放射性，简便、快速、经济，适合常规普查及短期内连续监测，但分辨率稍低，不易区分良性和恶性肿块；受操作者个人影响较大。CT 及磁共振图像更清晰、分辨率高，并可通过显影剂进一步提高鉴别能力，特别是对肝癌的鉴别，且图像易于个人保存。行 CT 检查患者需接受一定的放射线暴露，行磁共振患者身体里不能有金属异物。

53. 三种影像学检查需要一起做吗?

根据病情决定。通常可先做超声检查，如发现问题再做 CT 或磁共振。特别是 AFP 升高的或有肝癌家族史的患者，定期行增强 CT 或磁共振检查，避免遗漏早期小肝癌。

54. 何谓瞬时肝脏弹性测定（FibroScan)?

瞬时肝脏弹性测定是采用脉冲弹性波检测肝脏的硬度和弹性，间接反映肝脏纤维化和早期肝硬化情况。无创、无痛，比肝活检更易于被患者接受。

55. 超声波检查和肝硬度检查能相互替代吗?

不能。超声检查针对肝脏的形态结构，以及有没有肿块、异物等，无法判断肝脏硬度。肝硬度检查可量化评估肝纤维化及肝硬化的程度，但不能判断肝脏结构是否正常，有没有肿块、异物等。

56. 肝脏硬度的数值高是否意味着肝脏已经"硬化"了?

肝脏硬度的测定成功率受肥胖、肋间隙大小、局部瘢痕等因素影响，硬度值也受肝脏脂肪变、炎症坏死及胆汁淤积的影响。结果可能会出现一定的误差，结合临床综合诊断。

>57. 为什么要做肝穿刺活检检查?

　　肝穿刺又叫肝穿刺活体组织检查术，其目的是为了了解肝脏病的病因和发病机制，确定诊断及为制订治疗方案提供依据（图 1-4）。当无创的检查难以明确肝病的诊断，或者确定诊断后可能会改变治疗方案时，建议做肝脏活组织检查。肝穿刺活检检查在肝病患者的诊治中非常重要，肝活检所提供的肝纤维化分期等信息可能影响下一步治疗方案。肝脏是一个沉默的器官，当肝脏有轻微的炎症活动时，可以不表现出任何的临床症状，这样就可能出现临床表现与肝脏病理改变并不一致的情况。比如，有些病例肝脏炎症潜在发展，持续时间较长，虽然没有明显的临床表现，但肝穿刺后，肝脏病理却显示病变较重。一般而言，临床表现重的病例肝组织病变也较重；但是，临床表现轻的肝组织病变却未必轻，因此，肝穿刺对判断病情的轻重是很重要的。

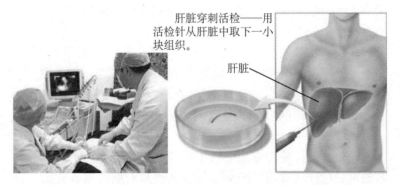

肝脏穿刺活检——用活检针从肝脏中取下一小块组织。

肝脏

图 1-4　B 超引导下肝脏穿刺活检术

58. 什么情况下不适合做肝穿刺活检检查？

通常有以下情况的患者不适合做肝穿刺活检检查：①有出血倾向；②凝血酶原时间延长大于 3 秒、血小板小于 $60 \times 10^9/$升，出血时间延长大于等于 10 分钟；③病情较重，如肝功能衰竭、严重贫血；④疑诊肝包虫病、肝血管瘤；⑤患者不合作者；⑥大量腹水、化脓性胆管炎、胆管梗阻、右侧胸腔或膈下感染也要十分谨慎。

59. 肝穿刺活检检查有风险吗？

当医生提到肝穿刺时，有很多患者精神紧张，顾虑重重，担心肝穿刺会有危险或肝穿刺会对肝脏有害。这是因为对肝穿刺缺乏必要的了解。事实上，肝穿刺一般相当安全，虽然也可能发生一些并发症，但只要适应证和禁忌证掌握好，操作熟练，做好术前准备工作，多数并发症可以避免。至于对肝脏的损害，其实是很轻微的，甚至可以忽略不计，肝穿刺针采取的肝组织只有 1～3 厘米长，约 2 毫米宽，对于整个肝脏来说是"九牛一毛"，况且肝脏具有很强的再生能力，能够很快愈合。肝穿刺常见的并发症主要有局部疼痛、上腹不适、恶心、血压下降等，一般经处理可很快缓解。其他少见的并发症有感染、出血等。

60. 肝穿刺活检检查前需要注意什么？

在做肝活检前，应接受医生普及肝病相关知识，知晓有无其他可替代肝活检用于肝病诊断及其预后判断的检查方法，详细了解肝活检的操作步骤及其利弊和局限性，并签署知情同意书。肝活检前需停用抗血小板药物数天至 10 天，停用抗凝药物，华法林通常需停用 5 天以上，肝素类药物仅需停用 12～24 小时。为了检查更安全，在术前 1～2 天，患者需要进行常规肝脏生化检查、凝血功能检测、血常规、血小板检测、胸透和腹部超声检查。术前 1 天，要用超声定位穿刺点，并了解周围有无较大血管或肿大的胆囊。术前医生还要向患者说明配合穿刺的注意事项，练习送气及消除患者的恐惧和紧张。患者术前半小时测血压、脉搏，排空小便。

61. 如何看懂肝穿刺病理报告?

由于大多数肝脏疾病普遍累及整个器官，抽取一小块检查的组织通常可以代表整个肝脏病变的情况，在显微镜下可评估肝脏的炎症和纤维化程度，明确发现肝脏病变的性质。因此肝穿报告会显示肝脏病变的性质（病毒性肝炎、自身免疫性肝病、遗传代谢性肝病、脂肪性肝病、酒精性肝病、肝癌等）、肝脏炎症的程度（G1～G4 四个级别，数字越大越严重）和肝纤维化的阶段（S1～S4 四个级别，数字越大越严重）。

62. 瞬时肝脏弹性测定（FibroScan）能代替肝穿刺吗?

不能。瞬时肝脏弹性测定可观察肝纤维化和早期肝硬化，但它的测定成功率受肥胖、肋间隙大小等因素影响，其测定值受肝脏脂肪变、炎性坏死及胆汁淤积的影响，在相同纤维化阶段的肝脏中不同炎症程度测定值可能会有很大区别，而且不能替代肝穿刺明确肝脏病变的性质的功能。

63. 慢性乙型肝炎的抗病毒治疗的根本目的和总体目标是什么?

慢性乙型肝炎抗病毒治疗的根本目的在于持久抑制乙型肝炎病毒复制，延缓疾病进展，减少甚至避免肝硬化和肝癌及其并发症的发生，让乙型肝炎患者有较好的生活和生存质量，最终不因慢性乙型肝炎而影响患者的寿命。①基本目标：检测不到乙型肝炎病毒 DNA 及 HBeAg 阳性患者获得血清学转换，肝功能能恢复正常。②中期目标：肝脏纤维化甚至肝硬化逆转。③最终目标：预防肝细胞癌的发生，延长患者生存期，减少肝脏失代偿，提高患者生活质量。

64. 慢性乙型肝炎能治愈吗?

绝大多数慢性乙型肝炎患者通过治疗能使病情彻底得到改善，或使病情进展的速度减慢。目前仅有少数（8％以下）慢性乙型肝炎患者通过治疗能够被彻底治愈，还有一部分（30％左右）患者有望能够被基本治愈，这部分患者病情基本保持疾病不进展状态，表现为病毒复制指标转阴，传染性减弱，肝功能正常，病理检查提示肝脏组织轻微或静止，发生肝硬化或肝癌的概率大大减少。

65. 为何部分乙肝患者进行抗病毒治疗还会发展成肝癌?

对慢性乙型肝炎患者来说，长期抗病毒治疗使发生肝硬化或肝癌的发病概率明显降低，能够预防大多数肝癌，但仍有很少一部分患者即使进行了抗病毒治疗，最后仍然发展成肝癌。

最可能的原因是在抗病毒治疗之前肝内已有少量肝细胞已发生基因突变或癌变。另一种原因可能是所用抗病毒药物没能完全抑制病毒复制，而导致病情缓慢进展。肝癌的发生除了与乙型肝炎病毒复制有关外，还受其他因素的影响。因此，在抗病毒治疗过程中，需要注意定期（每 6 个月）复查甲胎蛋白和肝脏超声波。

66. 为什么化验 HBV-DNA 阳性，医生却不开展治疗，会不会耽误病情？

化验 HBV-DNA 阳性，但化验肝功能正常、影像学无疾病进展表现、肝组织无中度及以上炎症或肝纤维化，或丙氨酸氨基转移酶升高因受到脂肪肝及药物、酒精或其他因素影响，此时考虑处于乙型肝炎的免疫耐受期，也就是病毒携带状态。一方面，乙型肝炎病毒并不直接损害肝脏；另一方面，人体的免疫系统也不会对病毒发起攻击。这种相对稳定状态表现为肝功能保持正常，此时抗病毒治疗尤其干扰素治疗难以取得较好效果。

67. 慢性乙型肝炎患者什么情况下需要抗病毒治疗？

对于"大三阳"患者，如果乙型肝炎病毒 DNA 持续阳性，且乙型肝炎病毒 DNA$\geq 1 \times 10^5$ 拷贝/毫升（相当于 20 000 单位/毫升），丙氨酸氨基转移酶大于等于 2 倍的正常值上限，应该使用干扰素或核苷（酸）类似物进行抗病毒治疗。如果用干扰素抗病毒治疗，丙氨酸氨基转移酶应小于 10 倍的正常值上限，血清总胆红素应小于 2 倍的正常值上限。如果丙氨酸氨基转移酶异常，但未达到 2 倍的正常值上限，可进行肝穿刺活检检查，如果肝组织有中度及以上的炎症或纤维化，也可以进行抗病毒治疗。

对于"小三阳"患者，如果乙型肝炎病毒 DNA 持续阳性，且乙型肝炎病毒 DNA $\geqslant 1 \times 10^4$ 拷贝/毫升（相当于 2000 单位/毫升），丙氨酸氨基转移酶大于等于 2 倍的正常值上限，应该使用干扰素或核苷（酸）类似物进行抗病毒治疗。如果用干扰素抗病毒治疗，丙氨酸氨基转移酶应小于 10 倍的正常值上限，血清总胆红素应小于 2 倍的正常值上限。如果丙氨酸氨基转移酶异常，但未达到 2 倍的正常值上限，可进行肝穿刺活检检查，如果肝组织有中度及以上的炎症或纤维化，也可以进行抗病毒治疗。"小三阳"患者抗病毒治疗标准仅是乙型肝炎病毒 DNA 水平略低于"大三阳"患者（低一个数量级），其余的条件与"大三阳"患者基本一样。

对持续乙型肝炎病毒 DNA 阳性、达不到上述治疗标准、但有以下情形之一的"大三阳"或"小三阳"患者，亦应考虑给予抗病毒治疗。

• 对于丙氨酸氨基转移酶大于正常上限且年龄大于 40 岁者，也应考虑抗病毒治疗。

• 对于丙氨酸氨基转移酶持续正常但年龄较大者（大于 40 岁），应密切随访，最好进行肝穿刺活检检查，如果肝组织有中度及以上的炎症或纤维化，应积极给予抗病毒治疗。

• 动态观察发现有疾病进展的证据（如脾脏逐渐增大、FibroScan 进行性增高）者，建议进行肝穿刺活检检查，必要时应给予抗病毒治疗。

在开始治疗前应排除由脂肪肝及药物、酒精或其他因素所致的丙氨酸氨基转移酶升高，也应排除应用保肝降酶药物后丙氨酸氨基转移酶暂时性正常，可排除上述影响因素后动态观察转氨酶变化情况，或进行肝穿刺活检检查，以决定是否进行抗病毒治疗。对于合并非酒精脂肪肝炎患者，可通过控制饮食、适当活动减轻体重，待脂肪肝减轻后观察 ALT 变化情况，或进行肝穿刺活检检查，以决定是否进行抗病毒治疗。对于服用联苯双酯、双环醇或含五味子成分药物者，其天冬氨酸氨基转移酶（AST）水平可高于丙氨酸氨基转移酶，此时可用天冬氨酸氨基转移酶（AST）水平作为主要指标。

68. 慢性乙型肝炎代偿期肝硬化患者需要抗病毒治疗吗?

根据我国《慢性乙型肝炎防治指南（2010 年版）》意见，对于代偿期乙型肝炎肝硬化的患者，若 e 抗原阳性且乙型肝炎病毒 DNA$\geqslant 1 \times 10^4$ 拷贝/毫升或 e 抗原阴性且乙型肝炎病毒 DNA$\geqslant 1 \times 10^3$ 拷贝/毫升，不论丙氨酸氨基转移酶正常或升高，均应给予抗病毒治疗。目的是延缓或减少肝功能失代偿和肝癌的发生。因需要较长期治疗，最好选用耐药发生率低的核苷（酸）类似物比如恩替卡韦或替诺福韦酯治疗，切记不可随意自行停药，一旦发生耐药，要在有经验的专科医生指导下调整抗病毒治疗方案。干扰素因其有导致肝功能失代偿等并发症的可能，应十分慎重，如认为有必要，宜从小剂量开始，根据患者的耐受情况逐渐增加到预定的治疗剂量。

69. 慢性乙型肝炎失代偿期肝硬化患者需要抗病毒治疗吗?

根据我们国家《慢性乙型肝炎防治指南（2010 年版）》意见，对于失代偿期肝硬化患者，只要能检测出乙型肝炎病毒 DNA，也就是说只要乙型肝炎病毒 DNA 是阳性的，不管转氨酶是否升高，都建议及时应用核苷（酸）类似物进行抗病毒治疗。这样可以改善肝功能并且延缓或减少肝移植的需求。失代偿期肝硬化患者大多需要长期抗病毒治疗，因此应选择耐药率低、药效强的药物治疗，切记不可随意自行停药，一旦发生耐药，要在有经验的专科医生指导下调整抗病毒治疗方案。

70. 抗病毒治疗前，什么情况下要做肝穿刺活检?

在以下几种情况下建议肝穿刺活检：①e 抗原阳性者，乙型肝炎病毒 DNA≥$1×10^5$拷贝/毫升（相当于 20 000 单位/毫升）；e 抗原阴性者，乙型肝炎病毒 DNA≥$1×10^4$拷贝/毫升（相当于 2000 单位/毫升）；对于上述患者，若丙氨酸氨基转移酶大于正常但小于两倍正常值上限，需做肝穿刺活检。②持续乙型肝炎病毒 DNA 阳性，丙氨酸氨基转移酶持续正常但年龄较大者（>40 岁），最好进行肝穿刺活检。③持续乙型肝炎病毒 DNA 阳性，动态观察发现有疾病进展的证据（如脾脏逐渐增大、血清纤维化指标进行性增高等）者，建议进行肝穿刺活检检查。④为排除乙型肝炎以外的其他原因引起的丙氨酸氨基转移酶升高，如药物、酒精、非酒精性脂肪性肝炎或其他因素所致的丙氨酸氨基转移酶升高，可进行肝穿刺活检检查以利于鉴别诊断。

71. 乙肝病毒携带者化验 HBV-DNA 阳性，是否需要长期服用核苷（酸）类药物抑制病毒?

这种做法不可取。当处于病毒携带状态，也就是乙型肝炎的免疫耐受期时，一方面，乙型肝炎病毒并不直接损害肝脏；另一方面，人体的免疫系统也不会对病毒发起攻击。这种相对稳定状态表现为肝功保持正常，此时抗病毒治疗尤其干扰素治疗难以取得较好效果，长期病毒阳性容易诱发核苷（酸）类似物耐药，当真正进入免疫清除期符合抗病毒指征时，可能面临无药可用的局面。

72. 目前抗病毒治疗有哪些药物?

对于慢性乙型肝炎的抗病毒治疗，药物包括两大类，干扰素（interferon）和核苷（酸）类药物。干扰素包括有聚乙二醇干扰素 α（2a 和 2b）和普通干扰素 α（2a、2b 和 1b）；核苷（酸）类药物包括有 5 种，恩替卡韦、替诺福韦酯、替比夫定、拉米夫定、阿德福韦酯。这两类药物在疗程和疗效指标方面很不相同，各有优缺点及适应证。

73. 干扰素与核苷（酸）类药物两类药物有何优、缺点?

干扰素主要通过激发患者的免疫系统获得抗病毒疗效，因此疗效较稳定，停药后不易复发，疗程一般为 1 年，不存在耐药问题。相比未经干扰素治疗的患者，经干扰素治疗后 e 抗原的血清学转换率、表面抗原清除率明显升高，肝硬化、肝癌的发生率降低，预后得到改善。给予聚乙二醇干扰素 α 治疗 1 年，e 抗原阳性患者停药 1 年左右 43% 能获得 e 抗原血清学转换，e 抗原阴性患者约 42% 在停药后仍能维持乙型肝炎病毒 DNA < 10 000 拷贝/毫升（相当于 2000 单位/毫升）。其中 3%～8% 的患者甚至能出现表面抗原的清除。但是干扰素需要皮下注射液，要放在冰箱 2～8℃ 保存，而且引起的不良反应较多，需要严密监测随访。

核苷（酸）类药物的抗病毒活性较强，能很快抑制病毒复制，使绝大多数患者的乙型肝炎病毒 DNA 的复制水平明显下降，能较快改善病情。长期服用，可以延缓疾病进展、降低肝功能失代偿和肝癌发生率，肝硬化中晚期的患者经核苷（酸）类药物治疗后可以改善肝功能，延长生存期。核苷（酸）类药物每天只要口服 1 片药，使用方便，常温保存药物即可，安全性好，很少有不良反应，几乎没有禁忌证。然而，核苷（酸）类药物的 e 抗原的血清学转换率低于干扰素，即使治疗期间转氨酶已经正常、病毒也查不到了，但是停药后经长短不定的时间，仍极有可能出现复发。因此需要较长期服药，维持治疗才有抗病毒效果，长治才能久安，随意停药有较大的反弹风险；但较长时间治疗又会使耐药发生的可能性逐渐增加。

74. 对于干扰素，选择普通干扰素还是聚乙二醇干扰素？

普通干扰素分子小，注射后大部分经过肾脏"漏"出体外，注射后 4 小时就排出一半。为了维持疗效，需要隔日 1 次注射，使用不太方便，而且药物浓度不易维持稳定的有效浓度，抑制病毒也不持久。在普通干扰素分子上，连接聚乙二醇分子就成为聚乙二醇干扰素。聚乙二醇是无毒、水溶性、无生物学活性的大分子。普通干扰素的分子量很小，连接上 12 000 或 40 000 分子量单位的聚乙二醇，分子量增大了几十倍，就不容易从肾脏"漏"出体外。聚乙二醇除了增大体积外，不与体内的任何成分结合，对身体无害。注射后 40～130 小时才排出一半，因此能较长久维持药物浓度，每周只需要注射 1 次，而且抑制病毒持久，因此聚乙二醇干扰素的疗效好于普通干扰素，e 抗原血清学转换率、表面抗原清除率高于普通干扰素。聚乙二醇干扰素和普通干扰素不良反应类似，但是聚乙二醇干扰素可能发生的比率略高。价格方面，聚乙二醇干扰素明显高于普通干扰素。患者可以在医生的指导下根据经济情况和医疗表现情况来选择。

75. 什么情况下不能使用干扰素?

有以下情况的患者不能使用干扰素:妊娠、精神病史(如严重抑郁症)、未能控制的癫痫、未戒断的酗酒或吸毒、未经控制的自身免疫病、失代偿期肝硬化、有症状的心脏病。

76. 什么情况下需谨慎使用干扰素?

有以下情况时需要谨慎使用干扰素:甲状腺疾病、视网膜病变、银屑病、既往抑郁症史、未控制的糖尿病、高血压,治疗前中性粒细胞计数$<1.0\times10^9$/升和(或)血小板计数$<50\times10^9$/升,总胆红素>51微摩/升。同时,年龄较大患者也应谨慎使用干扰素。应该咨询医生后再用。

77. 什么情况下使用干扰素能获得较好的应答?

e抗原阳性患者,如果治疗前乙型肝炎病毒$DNA<2\times10^8$毫升/升,丙氨酸氨基转移酶水平较高(大于$2\sim5$倍正常上限值),乙型肝炎病毒基因型为A或B,肝穿刺活检提示肝脏严重超过2级,则获得治疗应答的概率会高一些。而对于e抗原阴性患者,治疗前没有很好的指标能预测治疗后的应答情况。

78. 5种核苷(酸)类药物有何优、缺点?

具体见表1-3。

表 1-3　5 种核苷（酸）类药物的优、缺点

指标	拉米夫定	阿德福韦酯	恩替卡韦	替比夫定	替诺福韦酯
剂量（毫克/片）	100	10	0.5	600	300
乙型肝炎病毒 DNA 转换率（第 1 年）	50%～60%	40%～50%	约 80%	约 70%	约 90%
耐药变异率	4 年 66%	5 年 20%	3 年 1.7%，5 年 1.2%	2 年 24%	3 年 0%
不良反应	罕见	少见，潜在肾毒性	罕见	少见，潜在神经肌肉毒性	少见，潜在肾毒性，但少于阿德福韦酯

79. 如果决定用核苷（酸）类药物，如何选择具体药物?

因为需要长期用药，药物的抗病毒强度及耐药变异率是选择的重要指标。恩替卡韦和替诺福韦酯是抑制病毒活性很强的药物，耐药变异的发生率低，是国内外指南推荐的首选药物。初治的患者选择恩替卡韦或替诺福韦酯能快速抑制病毒复制，从而缓解肝脏炎症破坏，病毒耐药变异发生也少；对血清病毒水平较高或炎症病变较重的患者，选择恩替卡韦或替诺福韦酯较好；对病情危重和肝移植患者，恩替卡韦或替诺福韦酯应该是首选的药物。拉米夫定能抑制病毒的活性中等，不良反应最少，但耐药变异的发生率最高，联合阿德福韦酯后耐药率可以降低。替比夫定的抗病毒活性、耐药情况和价格都处于中间水平，不良反应有肌酸激酶升高，但停药后就会恢复。

80. 抗病毒治疗时，是否需要使用保肝药物？

抗病毒治疗是最好的保肝治疗，抗病毒治疗同时不太建议使用保肝药物。乙型肝炎病毒所致的肝脏炎症坏死和肝纤维化是疾病进展的主要病理学基础，因此一旦乙型肝炎病毒得到了抑制，肝脏的炎症也能得到改善。

81. 如果患者抗病毒治疗时丙氨酸氨基转移酶又升高，是否需要同时使用保肝药物？

对丙氨酸氨基转移酶明显升高或肝组织学提示有明显炎症坏死的患者，在抗病毒治疗的基础上可适当选用抗炎保肝药物，建议选用1~2种即可，主要是降酶作用。不宜同时应用多种抗炎保肝药物，以免加重肝脏负担和因药物间相互作用而引起的不良反应。甘草酸制剂、水飞蓟宾制剂、多不饱和卵磷脂制剂和双环醇等均有不同程度的抗炎、抗氧化、保护肝细胞膜和细胞器等作用，临床应用可降低转氨酶。

82. 化疗和免疫抑制药治疗的乙肝患者应该如何选择核苷（酸）类药物？

应采用强效、快速、低耐药的抗病毒药物治疗。为预防HBV感染者化疗或免疫抑制治疗后发生乙肝病毒再激活和肝炎发作，应在化疗或免疫抑制治疗开始前数周开始给予拉米夫定等口服抗病毒药物。若化疗或免疫抑制治疗前 HBV-DNA＜2000单位/毫升，在化疗或免疫抑制治疗结束后宜继续应用抗 HBV 药物 6 个月。若 HBV-DNA＞2000 单位/毫升，在化疗或免疫抑制治疗结束后宜继续抗 HBV 治疗直至 HBV-DNA 检测不出和 ALT 正常。对需要长期（＞6 个月）免疫抑制治疗者，可优先选用恩替卡韦和替诺福韦酯，其是目前强效、快速且低耐药率的抗病毒药物。

83. 化疗和免疫抑制药治疗停止后，核苷（酸）类药物如何停药呢?

对于因其他疾病而接受化疗、免疫抑制药治疗的 HBsAg 阳性患者，治疗前 HBV-DNA 水平较低（＜2000 单位/毫升），完成治疗后应继续治疗 6 个月，如果 HBV-DNA 水平较高（＞2000 单位/毫升），停药标准同于其他免疫功能正常的患者。但核苷（酸）类药物停用后，可能出现复发甚至病情恶化，因此停药后需要密切监测病毒指标。

84. 乙型肝炎病毒和艾滋病病毒重叠感染患者如何确定抗病毒方案?

对 HIV 感染但暂时不需抗 HIV 治疗的患者，可选用拉米夫定、替比夫定、阿德福韦酯抗 HBV。如果患者血液中 $CD4^+$ T 淋巴细胞计数＞500/毫升，亦可选用干扰素治疗。以前推荐拉米夫定首选，现在则优先推荐阿德福韦酯、替比夫定或干扰素（$CD4^+$ T 淋巴细胞计数＞500/毫升时）。

如 HIV 感染患者正在治疗中，则抗反转录病毒治疗方案中应包括恩曲他滨、替诺福韦或拉米夫定和替诺福韦联合。恩曲他滨与替诺福韦联合等治疗 HBV、HIV 双重感染者。

如需同时抗 HIV/HBV 两种病毒感染时，应选择含有替诺福韦酯＋拉米夫定或恩曲他滨的 HARRT 方案，避免拉米夫定或恩曲他滨单独应用。

对于合并 HIV 感染的乙肝肝硬化患者，先用替诺福韦＋拉米夫定或恩曲他滨，使 HBV-DNA 拷贝数降低，然后加用第三种抗 HIV 药物。如果停药 HARRT 方案中的双重抗病毒活性的药物则必须加用有效的抗 HBV 药物治疗，否则患者可能会出现急性重型肝炎，甚至肝功能衰竭，危及生命，因此选择药物时，应该将双重抗病毒活性药物作为 HAART 方案的组成部分之一，即使不能耐受药物不良反应或治疗效果不佳而改变 HAART 方案，也应该继续加用这类药物。

在 HBeAg 阳性的单独 HBV 感染者中，HBV-DNA 载量值达到 2×10^5 单位/毫升是开始治疗的标准；对 HBeAg 阴性（抗-HBe 阳性）者，大于 2×10^4 单位/毫升是开始治疗的标准。这一标准目前也适用于合并 HIV 感染者。其 HBV 治疗目标与单一 HBV 感染者相同：力求 HBeAg 血清转化，ALT 复常和 HBV-DNA 转阴。

如果合并感染者 $CD4^+$ T 细胞计数＜350/立方毫米，应尽早考虑开始 HAART 治疗，其中应包括 2 种对 HIV 和 HBV 有双重作用的药物（替诺福韦联合拉米夫定或恩曲他滨等），避免应用仅有抗 HIV 作用的药物。应用具有双重治疗效果的药物可以降低出现选择性耐受的危险性，因此仅对 HBV 有效的药物也应避免使用。对于 $CD4^+$ T 细胞计数＜200/立方毫米或已进入艾滋病期的合并感染者，若其 HBV-DNA 阳性，或有肝脏炎症的证据，控制 HIV 仍是首要的。由于 HIV 感染的 HAART 治疗和相关的免疫重建有可能导致以 HBV 感染肝细胞为靶点的免疫介导的肝损伤，从而加速病情进展至终末期肝病和肝硬化，因此，在 HIV 感染得到控制且免疫功能恢复时，应及时加强抗 HBV 的治疗。

尚未治愈的 HIV 感染者，如果单独使用恩替卡韦治疗HBV 感染，则会增加对 HIV 核苷反转录酶抑制药的潜在抗药性。因此对没有接受过高效抗反转录病毒药物治疗（HAART）的 HIV/HBV 合并感染者，不应单独使用恩替卡韦。

85. 乙型肝炎病毒和丙型肝炎病毒重叠感染患者如何确定抗病毒方案？

• 如果 HBV-DNA 阳性，但 HCV-RNA 阴性，治疗方案与单独乙肝患者相同。

• 如果 HBV-DNA 阴性，但 HCV-RNA 阳性，大致分 2 种情况（表 1-4 和表 1-5）。

表 1-4 乙、丙型肝炎病毒重叠感染抗病毒方案的选择（肝炎状态）

HBV-DNA	+	+	−	−
HCV-RNA	−	+	+	−
方案	同单独乙肝患者相同	干扰素＋利巴韦林	干扰素＋利巴韦林	定期监测

表 1-5 乙、丙型肝炎病毒重叠感染抗病毒方案的选择（肝硬化失代偿期或肝功能衰竭状态）

HBV-DNA	+	+	−	−
HCV-RNA	−	+	+	−
方案	快速强效核苷（酸）类药物	快速强效核苷（酸）类药物	提高免疫力	定期监测

86. 乙型肝炎所致肝衰竭患者如何确定抗病毒方案?

如果 HBV-DNA 阳性,首选快速、强效抗病毒药物,以迅速抑制病毒、控制病情。目前恩替卡韦和替诺福韦酯是强效、快速且低耐药率的抗病毒药物。HBV-DNA 阴性,则无须抗病毒治疗。

87. 乙型肝炎所致肝癌患者如何确定抗病毒方案?

只要 HBV-DNA 阳性,立即服用核苷酸类似物抗病毒治疗。

88. 肝硬化患者抗病毒治疗药物选择和疗程方面需注意什么?

• 抗病毒治疗药物选择:对于代偿期肝硬化患者慎用干扰素治疗,也可选用核苷酸类似物抗病毒治疗。失代偿期肝硬化患者禁用干扰素治疗,抗病毒治疗则采用强效、快速、低耐药的抗病毒药物治疗,病需要长期治疗,不要早停药。

• 疗程方面:在进行口服抗病毒治疗中,大三阳患者至少需要 2.5 年以上,而小三阳患者则应更久,同时疗程越长,复发率越低。建议长期服用,不要自行停药。

89. 儿童慢性乙型肝炎感染者在什么情况下需要抗病毒治疗?

对于大三阳患者,HBV-DNA 持续阳性,且 HBV-DNA ≥ 1×10^5 拷贝/毫升 (20 000 单位/毫升),丙氨酸氨基转移酶 ≥ 2

倍正常值上限，应该使用干扰素或核苷（酸）类似物进行抗病毒治疗。如果应用干扰素抗病毒治疗，条件是，丙氨酸氨基转移酶<10倍正常值上限，血清总胆红素<2倍正常值上限。如果丙氨酸氨基转移酶异常，但未达到2倍的正常值上限，可进行肝穿刺活检检查，如果肝组织有中度及以上的炎症或纤维化，也可进行抗病毒治疗。

对于小三阳患者，HBV-DNA持续阳性，且HBV-DNA≥$1×10^4$拷贝/毫升（2000单位/毫升），丙氨酸氨基转移酶≥2倍正常值上限，应该使用干扰素或核苷（酸）类似物进行抗病毒治疗。如果用干扰素抗病毒治疗，条件是，丙氨酸氨基转移酶<10倍正常值上限，血清总胆红素<2倍正常值上限。如果丙氨酸氨基转移酶异常，但未达到2倍的正常值上限，可进行肝穿刺活检检查，肝组织学显示Knodell肝炎活动指数（HAI）≥4，或≥G2炎症坏死，也可进行抗病毒治疗。

应注意排除由药物、酒精和其他因素所致的ALT升高，也应排除因应用降酶药物后ALT暂时性正常程度。在一些特殊病例如肝硬化，其AST水平可高于ALT，对此种患者可参考AST水平。对个体而言，随访过程中若影像学进展（脾脏增大等），或ALT水平较前增加，尽管仍然在正常值范围内，也应注意其病情活动，必要时行肝活检明确。

90. 儿童慢性乙型肝炎抗病毒药物选择方面应注意什么？

儿童慢性乙型肝炎抗病毒药物选择方面，仅部分药物可用于儿童（表1-6）。口服核苷（酸）类药物抗病毒治疗的停药标准也和成年人相同，停药后需要密切随访。

表 1-6　儿童慢性乙型肝炎抗病毒药物的选择

药物名称	国内指南（2010 年版）推荐	美国 FDA 批准
干扰素	12 岁以上	12 个月以上
拉米夫定	12 岁以上	3 岁以上
阿德福韦酯	12 岁以上	12 岁以上
恩替卡韦	16 岁以上	16 岁以上
替诺福韦酯	12 岁以上	12 岁以上

91. 肝移植患者如何选择抗病毒药物？

肝移植患者，主要选择核苷（酸）类似物和乙型肝炎免疫球蛋白预防乙肝复发。其中应用经验最多的是拉米夫定。近期研究表明，单独服用强效抗病毒药物，如恩替卡韦，不需要联合乙型肝炎免疫球蛋白，同样在预防乙肝病毒复发方面有好的疗效及安全性。

92. 肝移植患者使用抗乙型肝炎病毒药物时，如何监测？

和其他接受抗病毒治疗患者一样，需要定期监测乙肝病毒复制指标及肝功能等指标，一旦发现抗病毒药物耐药变异，要及时调整抗病毒治疗方案。

93. 现有的抗乙型肝炎病毒治疗药物，其妊娠安全性如何？

目前上市的抗乙型肝炎病毒治疗药物中，替比夫定和替诺福韦属于妊娠 B 类药物，拉米夫定、阿德福韦酯、恩替卡韦属于妊娠 C 类药物，而干扰素属于妊娠 X 类药物。

94. 对育龄期且有生育计划的慢性乙型肝炎患者，其抗病毒方案如何选择?

应该首选疗程确定的干扰素治疗，如果没有禁忌，对尚未妊娠者应优先选用干扰素制剂治疗，但不建议在干扰素治疗期间妊娠，待干扰素疗程结束后半年再考虑生育。

如果有干扰素禁忌或干扰素应答不佳，再考虑核苷（酸）类似物治疗。

95. 抗病毒治疗期间，若意外妊娠怎么办?

如果干扰素抗乙肝病毒治疗期间，意外妊娠，建议终止妊娠。如果口服核苷（酸）类似物治疗期间意外妊娠，需要向有抗病毒治疗经验的医生了解风险，权衡利弊再做决定。

96. 妊娠过程中出现乙型肝炎发作怎么办?

妊娠过程中出现乙型病毒性肝炎发作，抗乙肝病毒治疗药物选择方面，首选妊娠 B 类的核苷（酸）类似物，如替比夫定或替诺福韦酯。

97. 哺乳期间能否接受抗病毒治疗?

如果哺乳期前已经接受口服核苷（酸）类药物抗病毒治疗，进入哺乳期未达到停药标准，应该继续抗病毒治疗。如果哺乳期间出现乙肝发作，需依据病情轻重程度决定是否行抗乙肝病毒治疗。

98. 抗病毒治疗期间能否哺乳?

药物在乳汁中有一定分泌浓度,建议人工喂养。

99. 育龄期妇女选用何种抗病毒药物?

育龄期慢性乙型病毒性肝炎患者在选择抗病毒治疗方案方面,除考虑疗效、不良反应外,还有注意到药物的妊娠安全性。

• 育龄女性未结婚前:如果仅是 HBV 携带状态,即 HBV-DNA 明显复制,但 ALT 始终正常,说明该妇女正处于免疫耐受状态,一般不推荐给予治疗,但需每隔 3～6 个月进行随访检测一次肝功能和 HBV-DNA 定量,如果患者迫切要求治疗,则应考虑进行肝活检,如病理结果显示肝细胞及组织呈现炎症改变为 2 级 (G2),肝纤维化 S1 以上,则可选用 α 干扰素治疗。

• 已结婚育龄妇女患乙肝:ALT 明显增高,无黄疸,HBV-DNA ≥10^5 拷贝/毫升,说明该患者已处于免疫清除期,如果没有禁忌,对尚未妊娠者应优先选用干扰素制剂治疗,但不能鼓励在干扰素治疗期间妊娠。等待干扰素疗程结束后半年再考虑生育。

• 已婚育龄妇女在接受口服核苷类抗病毒药物治疗期间发生妊娠:患者坚决生下孩子,则在自愿的原则下,查有无核苷类药物耐药的基因变异情况。如 "204" 位点已有 YMDD 变异者,医生应要求妊娠妇女立即终止妊娠;如果 HBV 未出现基因变异情况,则可选择替比夫定 600 毫克/天,口服,直至分娩后仍需继续服药。新生儿在出生后 12 小时内注射抗乙肝免疫球蛋白 (3 千克以上可注射 200 单位,3 千克以下注射 100 单位),

同时开始按要求进行基因重组乙肝疫苗的免疫注射（一般首次注射 10 微克）。

• 需口服核苷（酸）类抗病毒治疗的患者，抗病毒治疗期间也要避孕，或者口服替诺福韦酯。根据对艾滋病治疗的经验，替诺福韦酯对于妊娠和胎儿是安全的。

100. 抗病毒治疗为什么需要对疗效进行监测？

抗乙肝病毒治疗是长期的过程，疗程长，可能出现多种不良反应，同时每个患者对抗病毒药物的治疗反应并不相同，疗效有所不同，因此对疗效进行监测是必需的，可以依据疗效调整下一步治疗方案。

101. 为什么抗病毒治疗过程中要定期复查？

大部分患者在接受抗病毒治疗后，依从性较好，病情可能会好转，但也有病情无好转的，患者需定期复查，从而能够让医生及时对治疗的疗效做出判断，决定是否对治疗进行调整，对患者病情好转更有利。因此请患者一定本着对自身身体和疾病负责的态度，依照医生的建议，定期复查。

102. 定期复查一般要做哪些检查？

在抗乙肝病毒期间，不管是应用干扰素还是口服核苷（酸）类药物治疗，必须检查乙肝五项、HBV-DNA、肝功能等指标。在此基础上，再依据不同的药物，复查其他相关指标。

采用干扰素治疗乙肝时，治疗前应检查：①生化学指标，包括转氨酶、胆红素、白蛋白及肾功能；②血常规、甲状腺功能、血糖及尿常规；③病毒学标志，包括 HBsAg、HBeAg、抗-HBe 和 HBV-DNA 的基线状态或水平；④对于中年以上患者，应做心电图检查、胸部 X 线片和测血压；⑤排除自身免疫性疾病；⑥尿人绒毛膜促性腺激素（hCG）检测以排除妊娠。

治疗过程中应检查：①开始治疗后的第 1 个月，应每 1～2 周检查 1 次血常规，以后每个月检查 1 次，直至治疗结束。②生化学指标 ALT、AST 等，治疗开始后每个月 1 次，连续 3 次，以后随病情改善可每 3 个月 1 次。③病毒学指标，治疗开始后每 3 个月检测 1 次 HBsAg、HBeAg、抗-HBe 和 HBV-DNA。④其他：每 3 个月检测 1 次甲状腺功能、肾功能、血糖和尿常规等指标；如治疗前就已存在甲状腺功能异常或已患糖尿病者，应先用药物控制甲状腺病及糖尿病，然后再开始干扰素治疗，同时应每月检查甲状腺功能和血糖水平。⑤应定期评估精神状态，尤其是对出现明显抑郁症和有自杀倾向的患者，应立即停药并密切监护。

103. 一般抗病毒治疗疗程有多长?

具体见表 1-7。

表 1-7　干扰素、核苷（酸）类似物抗病毒治疗疗程推荐

疾病	药物种类	
	干扰素	核苷（酸）类似物
HBeAg（＋）慢性乙型肝炎	推荐 48 周，部分可延长至 96 周	≥2 年，如取得 HBeAg 血清学转换，HBV-DNA 检测不到，ALT 正常，继续巩固治疗 1 年以上，可以考虑停药
HBeAg（－）慢性乙型肝炎	推荐 48 周，部分可延长至 96 周	无明确疗程，建议治疗至 HBsAg 转阴停药

续表

疾病	药物种类	
	干扰素	核苷（酸）类似物
代偿期肝硬化	慎用，推荐 48 周	长期治疗
代偿期肝硬化	禁忌	长期治疗

104. 疗效不佳时为何需要对治疗方案进行调整？

患者应用抗病毒药物治疗，出现疗效不佳时，医生需对患者目前情况做出评估，如果按时服用，无其他原因，确定现抗病毒治疗方案已无法有效控制病情，应该对原治疗方案进行调整，以达到满意的抗病毒治疗效果，从而阻止病情进展。

105. 注射干扰素可能有哪些不良反应？ 如何处理？

◎ **流感样症候群：**表现为发热、寒战、头痛、肌肉酸痛和乏力等，可在睡前注射干扰素，或在注射干扰素同时服用解热镇痛药，以减轻流感样症状。随疗程进展，此类症状可逐渐减轻或消失。

◎ **一过性骨髓抑制：**通常发生在疗程的前 2～3 个月。主要表现为外周血白细胞（中性粒细胞）和血小板减少。如中性粒细胞绝对计数≤1.0×10^9/升、血小板＜50×10^9/升，应减少干扰素剂量；1～2 周后复查，如恢复，则逐渐增加至原量。如中性粒细胞绝对计数≤0.75×10^9/升、血小板＜30×10^9/升，则应停药。对中性粒细胞明显降低者，可试用粒细胞集落刺激因子或粒细胞巨噬细胞集落刺激因子治疗。停止干扰素治疗后骨髓抑制可恢复。

◎ **精神异常**：可表现为抑郁、妄想、重度焦虑等精神病症状。在使用干扰素前应充分评估患者的精神状况，治疗过程中也应密切观察。抗抑郁药可缓解此类不良反应，但对症状严重者，应及时停用干扰素，并及时请神经精神科医师进一步诊治。

◎ **干扰素可诱导产生自身抗体和自身免疫性疾病**：包括甲状腺抗体、抗核抗体和抗胰岛素抗体。多数情况下无明显表现，部分患者可出现甲状腺病、糖尿病、血小板减少、血清三酰甘油持续升高、银屑病、各种皮疹、白斑、类风湿关节炎和系统性红斑狼疮样综合征等，严重者应停药。

◎ **其他少见的不良反应**：包括肾脏损害（间质性肾炎、肾病综合征和急性肾衰竭等）和间质性肺炎等，发生心血管并发症（心律失常、缺血性心脏病和心肌病等）、视网膜病变、听力下降时，应停止干扰素治疗。

106. 在注射干扰素期间出现发热、寒战、头痛等感冒样症状，该怎么办？可以服用感冒药吗？

需除外其他原因，如果确定为药物不良反应，可在睡前注射干扰素，或在注射干扰素同时服用解热镇痛药，以减轻流感样症状。

107. 注射干扰素抗病毒药物疗效不佳应该怎么办？

注射干扰素抗病毒药物疗效不佳时，如有指征，改用合适的核苷（酸）类药物抗病毒治疗。

108. 核苷（酸）类抗病毒药物为什么要长期应用?

核苷（酸）类抗病毒药物需要长期服用，以达到最大限度地长期抑制乙肝病毒，从而减轻肝脏炎症坏死和肝纤维化进展，延缓和阻止病情恶化，减少和预防肝功能衰竭、肝硬化及其相关并发症、肝癌的发生，使病死率降低，最大程度改善患者生活质量。

109. 长期应用核苷（酸）类药物安全吗?

长期口服抗病毒药物安全性高，不良反应少。但仍需警惕相关不良反应。

110. 擅自停用核苷（酸）类药物有何后果?

擅自停用核苷（酸）类药物，可能会引起乙肝病毒反弹，病情加重甚至肝功能衰竭，危及生命。

111. 口服核苷（酸）类抗病毒药物期间应定期复查哪些项目?

口服核苷（酸）类抗病毒药物期间应定期复查以下指标：①生化指标：如 ALT、AST 等，开始治疗后的前 3 个月，每月 1 次，以后随病情改善可每 3 个月 1 次。②病毒学指标：治疗开始后每 3 个月检测 1 次 HBsAg、HBeAg、抗-HBe 和 HBV-DNA，之后可每 3～6 个月检测 1 次。③甲胎蛋白（AFP）及肝弹性检测：每 3～6 个月检测 1 次；每 6～12 个月检测腹部 B 超或 CT，如条件允许，治疗前后应考虑肝脏穿刺活检，准确评估肝脏病变严重程度。④其他：如血常规、血清肌酐及磷酸肌酸激酶，根据病情需要可随时检查。

112. 口服核苷（酸）类抗病毒药物可能有哪些不良反应？应如何处理？

口服抗病毒药物是有效且安全性高，药物引起不良反应少见，但仍需密切关注。在服药期间，如果出现身体状态较前变差，出现消化道反应，如恶心、腹胀、腹泻等，明显乏力、肌肉疼痛、肌无力、酱油色尿等症状，及时就医，听从医生建议改用其他药物并接受相应的对症处理。

113. 口服抗病毒药物治疗一段时间后，各项检查指标明显好转，是否可以减量或自行停药？

口服抗病毒药物治疗一段时间后，各项检查指标明显好转，提示抗病毒治疗有效，但仍不能减量或自行停药。减量或擅自停用很可能造成病情反复，部分患者可发生病情急剧进展恶化，出现肝功能衰竭，甚至导致死亡。

114. 为什么在服用核苷类抗病毒药物时病毒消失后又会再次出现？

核苷类抗病毒药物需长期服用，乙型病毒性肝炎在复制过程中，可以发生病毒变异，当病毒变异达到一定数量和规模时，血液中 HBV-DNA 检测又变成阳性。因此长期使用核苷类抗病毒药物治疗过程中，可能出现病毒突变而引起的药物耐药、失效，从而导致乙肝病毒消失后又可再次出现。

115. 服用核苷（酸）类药物一定会出现耐药性吗？

由于核苷（酸）类药物抗病毒治疗需要长期服用，随着应用这些药物时间的延长，目前上市的各种药物都会出现一定程度的耐药性，其中以拉米夫定的耐药性最高，恩替卡韦及替诺福韦酯耐药性最低。

116. 出现耐药性会带来怎样的后果？

如果产生耐药性，会带来以下后果：①将使后续治疗的药物疗效降低。②抵消了耐药前已获得的临床益处。③HBV-DNA病毒复制量反弹。④血清 ALT、AST 重新升高或出现黄疸。⑤HBeAg 血清转换率降低，已转换的 HBeAg 又重新转阳。⑥肝脏病理又出现进展变坏。⑦临床上肝细胞坏死、肝纤维化、肝硬化患者会出现肝功能急剧恶化和病情失代偿；肝硬化、肝癌会加快发生，促进病情进展及恶化，甚至死亡。⑧肝移植后肝炎复发率增加。⑨耐药病毒的产生还可能导致在人体内出现免疫逃逸。⑩耐药病毒株通过人传人向社会传播，耐药病毒感染蔓延，会增加乙肝的治疗难度，最终无药可施，可能成为今后严重的公共卫生问题。

117. 出现耐药性应怎么办？

出现耐药性并不意味治疗的失败，依据具体情况，通过耐药基因检测，确定换用或加用另外不具有交叉耐药的不同类型的核苷（酸）类药物，仍能有效控制病毒。

118. 如何防止耐药性的发生?

第一，要正确使用核苷类药物，避免不必要的治疗，是预防抗病毒耐药发生最有效的方法。

第二，选择强效、高耐药基因屏障的药物作为一种抗病毒治疗用药，如年轻人、"大三阳"，ALT、AST 超过 3 倍正常上限的患者，尽量首选普通干扰素或长效干扰素。条件允许的情况下，优先选择强效低耐药的药物（如恩替卡韦、替诺福韦酯）。

第三，加强患者的依从性，根据早期应答，及早调整治疗。①在使用核苷类药物进行抗病毒治疗期间，要反复强调遵医嘱，按时足量服药。患者及其家属千万不要自作主张，随便停药或加药，乱用一些杂药。有资料显示，相当一部分抗病毒治疗早期应答不理想或发生病毒学突破的患者，是由于没有严格按照医嘱服药。一经使用核苷类药物的患者，一定要定期监测 HBV-DNA 应答情况，及时调整治疗方案，治疗期间至少每 3 个月检测 1 次 HBV-DNA 水平。②采用现代化检测手段随时分析、复查、更新治疗策略。③如患者初始治疗的检测结果不满意，能排除并非依从性问题所致，则对原发性治疗失败或发生病毒学突破者要及时进行基因型耐药检测，以指导换用其他治疗方案，及时采取补救治疗手段。

第四，避免使用单一的核苷类药物做序贯治疗。

119. 口服核苷（酸）类抗病毒药物疗效不佳应怎么办?

目前市面上口服核苷（酸）类抗病毒药物有五种，即恩替卡韦、替诺福韦酯、替比夫定、拉米夫定及阿德福韦酯。恩替卡韦及替诺福韦酯属于强效低耐药的药物，指南推荐其为首选或优选的药物。对于上述药物出现疗效不佳时，大致调整方案如下。

◎ **对于口服拉米夫定、阿德福韦酯、替比夫定的患者疗效不佳时方案的调整：**①如果患者服用这类药物 3 个月时，HBV-DNA 水平与治疗前相比有所下降，但仍高于治疗前 HBV-DNA 水平的 10%，即原发性无应答。对于这类患者，医生应评估患者的依从性，即是否能按时服药，如果依从性好，需换药或联合用药，如果依从性差，需加强患者的服药依从性。②如患者治疗 6 个月时，HBV-DNA 下降至治疗前的 1%，但仍为阳性，即出现部分病毒学应答，对于此种情况也应更换药物或增加药物治疗。③如患者为完全应答，即 HBV-DNA 阴性（敏感检测方法检测），继续原治疗方案。

◎ **对于口服恩替卡韦、替诺福韦酯的患者疗效不佳时方案的调整：**①如果患者服用这类药物 6 个月时，出现部分病毒学应答，医生应评估患者的依从性，如果依从性良好，继续原治疗方案，继续监测。如果依从性差，需加强患者的服药依从性。②如患者为完全应答，继续原治疗方案。

120. 长期应用阿德福韦酯或替诺福韦酯者，为何要查肾功能？

长期应用阿德福韦酯有轻微的肾毒性，文献报道，轻度肌酐升高者占 3%，有导致低血磷性骨软化症的报道。替诺福韦酯存在潜在肾毒性，但少于阿德福韦酯，因此用药期间定期复查肾功能，已有肾病的患者需请医生判定，一般建议不选用阿德福韦酯，或根据肾功能情况调整药物的剂量。

121. 长期应用核苷类药物为何要定期监测血肌酸磷酸激酶?

长期应用核苷类药物需要定期监测血肌酸磷酸激酶，如有血肌酸磷酸激酶明显升高或出现肌肉酸痛者，要及时停药并及时就医，进一步排查原因。一般停药后血肌酸磷酸激酶或肌肉酸痛等可恢复。尤其服用替比夫定抗病毒治疗 1～2 年后发生 3～4 级血肌酸磷酸激酶升高比例高达 10% 左右，高于其他核苷类药物。在服用替比夫定抗病毒治疗期间，要避免剧烈运动，如长跑、打球、爬山等，同时避免饮酒。

122. 使用保肝药物后，转氨酶正常了，是否还需要抗病毒治疗?

慢性乙型病毒性肝炎感染通常表现为 2 种，一种是处于静止期，也是免疫耐受期，也就是人们所说的慢性乙肝病毒携带者，一般不需要抗病毒治疗。但少部分患者病情仍隐匿发展，需要肝脏穿刺病理才能发现病情在进展，这部分患者是需要抗病毒治疗的。另一种慢性乙肝病毒感染处于免疫清除期，处于这个时期的患者肝功能异常，ALT 高于正常值的 2 倍，乙肝病毒载量很高，它一般提示肝脏病变处于活动期，病情会进展，应用保肝药物治疗可能会让转氨酶正常，但肝脏炎症很难降下来，转氨酶可能会反复升高，进展纤维化，甚至肝硬化。这个时期是抗病毒治疗的关键时期。经过正规有效的抗病毒治疗，相当多的患者病情得到控制，乙肝病毒载量明显下降，甚至达到检测不到的水平，实现了 e 抗原血清转换（e 抗原转阴或产生了 e 抗体），ALT 恢复正常。所以说如果转氨酶反复升高，且大于 2 倍正常值，即使应用保肝、降酶药物，肝功能恢复正常，仍建议抗病毒治疗,对于转氨酶水平一直正常,或者少于正常值 2 倍以下,年龄 40 岁以下的患者可以定期复查,暂不应用抗病毒治疗。对于有家族史,年龄大于 40 岁的患者,反复肝功能轻度升高,建议行肝脏病理检查明确是否需要抗病毒治疗。

123. 慢性乙型肝炎患者什么情况下选择使用抗炎保肝药物?

　　慢性乙型肝炎患者如果处于免疫耐受期,也就是指血清 HBsAg 阳性,1 年连续随访 3 次以上,血清丙氨酸氨基转移酶(ALT)均在正常范围,e 抗原 HBeAg 阳性或阴性,HBV-DNA 阳性,对于这部分患者可以不用抗炎保肝药物,定期复查就可以。但少部分患者即使转氨酶正常,病情仍可能在隐匿进展,特别是有家族史、年龄大于 40 岁的患者,需要行肝脏病理检查明确肝脏是否有炎症,如有炎症指数大于 2,或者纤维化指数大于 2,是需要抗病毒治疗。同时可以辅以抗炎保肝治疗。还有一部分患者,就是转氨酶轻度升高,但尚未达到正常值 2 倍,如果有家族史,或是年龄大于 40 岁,也是建议肝脏病理检查,如果肝脏病理提示炎症指数大于 2,或者纤维化指数大于 2,是需要抗炎保肝治疗,也需要抗病毒治疗。对于处于免疫清除期的患者,也就是肝功能异常,ALT 高于正常值的 2 倍,乙肝病毒载量很高,大于 10^5 拷贝/毫升,这部分患者肝脏炎症活动明显,一般情况下肝脏炎症指数会大于 2,或纤维化指数大于 2,这部分患者是需要抗炎保肝治疗,同时应用应用抗病毒治疗。如果慢性乙型病毒性肝炎患者 HBV-DNA 阴性,肝功能反复波动,也是需要抗炎保肝治疗,更重要的是需要排除合并其他疾病所致肝功能波动。

124. 抗炎保肝治疗就是降低转氨酶吗?

如果想了解抗炎保肝治疗是什么,我们就必须先明白什么是肝脏炎症。肝脏炎症是指肝脏因病毒、药物、酒精或代谢异常等损伤引起的炎症改变,几乎见于各种肝病。依病因不同,肝脏炎症疾病可分为病毒性肝炎、自身免疫性肝病、药物性肝病、酒精性肝病、非酒精性脂肪性肝病等。肝损害程度可通过肝脏生物化学检查包括血清 ALT、AST、TBIL、直接胆红素、间接胆红素、白蛋白、球蛋白、胆碱酯酶、γGT、ALP 等获知。目前常用的肝脏损害指标如下:①反映肝细胞损伤指标,如 ALT 和 AST 升高;②提示胆汁淤积指标:如 ALP 水平升高;③监测肝脏转运有机阴离子和清除循环内源性或外源性物质的能力的指标:如 TBIL 水平;④反映肝脏合成功能的指标:如白蛋白水平和凝血酶原时间;⑤新出现的能直接或间接评估肝损伤严重程度及是否可逆的指标。

《肝脏炎症及其专家共识》指出抗炎保肝药是指具有改善肝功能、促进肝细胞再生和或增强肝脏解毒功能等作用的药物,因此抗炎保肝治疗不仅是降低转氨酶,还表现为降低胆红素,使肝脏合成及储备功能好转,凝血功能改善。

125. 抗炎保肝效果是静脉滴注好还是口服使用好?

抗炎保肝类药物主要包括抗炎类药物、肝细胞膜修复保护药、解毒类药物、抗氧化类药物、利胆类药物,抗炎保肝药物的药理作用存在差异,各有特点,应结合各种病因肝脏炎症的特点和不同药物的功能特性进行适当选择。以慢性乙型病毒性肝炎为例,慢性肝炎分为轻、中、重度(表1-8)。

表 1-8　慢性肝炎的实验室检查异常程度参考指标

项目	轻度	中度	重度
ALT 和（或）AST（单位/升）	≤正常 3 倍	＞正常 3 倍	＞正常 3 倍
胆红素（微摩/升）	≤正常 2 倍	＞正常 2～5 倍	＞正常 5 倍
白蛋白（A）（克/升）	≥35	＜35 且＞32	≤32
A/G	≥1.4	＜1.4 且＞1.0	≤1.0
电泳 γ 球蛋白（γEP）	≤21	＞21 且＜26	≥26
凝血酶原活动度（PTA,%）	＞70	70～60	＜60 且＞40
胆碱酯酶（AChE）（单位/升）	＞5400	≤5400 且＞4500	≤4500

对于轻度肝损害的患者可以给予口服药物治疗，但对于中度至重度的患者，其病情发展迅速、病情变化快，如不能及时控制病情，后果严重，因此对于中度至重度的患者推荐静脉滴注，起效较快，抗炎保肝力度强。

126. 抗炎保肝药物疗程是多久?

用药疗程应根据不同病因及病情而定。甘草酸制剂等药物应注意逐渐减量、维持治疗，然后缓慢停药，以减少或避免病情反复。停药后仍应注意监测病情。一般认为转氨酶、胆红素恢复正常后 2～3 个月复查，根据肝功能监测及病情轻重酌情调整用法、剂量及疗程。对于非酒精性脂肪性肝病，疗程通常需要 6～12 个月以上。

127. 目前抗乙型肝炎纤维化最有效的方法是什么？

乙肝肝炎纤维化是有乙肝病毒感染、HBV 在体内长期存在以及其所致的慢性免疫损伤，引起肝细胞炎症、坏死所致纤维化。肝纤维化（hepatic fibrosis）是继发于肝脏慢性损伤后的组织修复，也是慢性肝病进展至肝硬化的中间过程。肝纤维化的特征改变是肝脏内以胶原蛋白为主的细胞外基质（extracellular matrix，ECM）的过度沉积。肝脏的炎症、坏死引起该区域里的肝细胞、肝窦内皮细胞、肝巨噬细胞、淋巴细胞、血小板等释放可溶性因子，通过旁分泌和自分泌方式作用于靶细胞特定受体发挥局部生物效应，主要为促进肝星状细胞（hepatic stellate cells，HSC）增殖、活化、转化。乙肝肝纤维化发生过程中，乙肝病毒感染导致的肝实质细胞的损伤为激活的始动因素，再经一系列细胞因子的调控而活化。导致过度沉积和纤维化以及肝硬化。而这些所有病变的前提都是乙肝病毒感染，因此抗病毒治疗是最有效阻止病情进展的方法，也即是说抗病毒治疗是最有效的抗纤维化治疗。

128. 除了抗病毒治疗，慢性乙型肝炎治疗中还有哪些抗纤维化药物？

引起肝炎肝硬化、肝纤维化的病因主要是乙肝病毒感染，如何清除或长期抑制乙型肝炎病毒，是肝纤维化进展的最重要方法。除了抗病毒外，其他对于抗纤维化治疗的药物包括以下几种。

◎ **秋水仙碱**：是一种抗微管药物，通过抑制微管胶原蛋白聚合，从而抑制胶原生成细胞分泌前胶原。体外研究表明，秋水仙碱能抑制炎症介质释放，动物实验也支持秋水仙碱有抗纤维化作用，但目前临床研究显示，其对肝纤维化患者的病死率无明显改善，故秋水仙碱作为抗肝纤维化药物用于临床尚需进一步的研究。

◎ **维生素 E**：具有很强的抗氧化作用，对慢性肝炎造成肝细胞损伤有保护作用，还可延缓肝纤维化的发生和发展。

◎ **糖皮质激素**：地塞米松用于大鼠肝细胞培养可见其明显减少 I 型胶原的信使核糖核酸（messenger ribonucleic acid，mRNA），从而减少胶原合成。临床上曾用于慢性肝炎治疗，但因其长期应用不良反应大，现已不用于抗肝纤维化的临床治疗。

◎ **干扰素**：γ 干扰素可以抑制成纤维细胞的增殖、活化，抑制胶原成分的产生。α 干扰素可以降低肝内转化生长因子 β_1 的水平，从而具有改善肝纤维化的作用。

◎ **前列腺素类似物**：动物实验表明其能减少纤维化及脂肪沉积，并能增加肝脏血流，改变膜流动性，抑制炎性因子的释放，可辅助用于慢性肝炎及肝硬化的治疗，但其抗纤维化的临床疗效尚待进一步深入研究。

◎ **吡非尼酮**：动物实验证实吡非尼酮可阻断肝纤维化，表现为纤维化评分改善、组织胶原含量降低、α-平滑肌肌动蛋白阳性细胞减少等，同时伴有转化生长因子 β_1 表达下降、基质金属蛋白酶表达上调等。经小样本 12 周治疗丙肝肝硬化临床研究，使用吡非尼酮治疗前后比较，53％患者肝脏炎症指数改善，30％ Ishak 肝纤维化分期降低，60％脂肪变性好转。吡非尼酮治疗肝纤维化的疗效有待进一步临床研究。

◎ **血管紧张素 II 及其抑制物**：Yoshiji 等动物实验发现，血管紧张素 II 及其抑制物可通过抑制 HSC 的激活，减少转化生长因子 β_1 mRNA 表达水平，减少细胞外基质的产生，但其抗纤维化的临床应用仍需进一步深入研究。

◎ **中医中药抗纤维化治疗**：中医学理论认为，肝纤维及肝硬化属血瘀症范畴。中医采用活血化瘀、软坚散结等中医学理论治疗肝纤维化及肝硬化，并有较好的疗效。解放军 302 医院研制的复方鳖甲软肝片，主要成分有鳖甲、三七、赤芍、冬虫夏草、连翘等，有较好的抗纤维化效果，中医中药治疗肝纤维化方面有着很大的潜力，有待进一步研究。

◎ **细胞因子及基因治疗**：近年来，针对肝纤维化发展过程中有关的细胞因子和信号传导通路的基因治疗研究获得一定的进展，但一些主要问题尚未解决，将基因治疗应用于临床尚需要进一步的研究。

▶ 129. 快速治愈乙型肝炎的方法可信吗？

一般来说，乙型肝炎分为 2 种，一种是急性乙型病毒性肝炎，一种是慢性乙型病毒性肝炎。对于急性乙型病毒性肝炎，根据典型临床症状，HBV-DNA 阳性，参考流行病学资料，并排除其他疾病者，可诊断为急性乙型肝炎。急性乙型肝炎既往无 HBsAg 阳性病史，ALT 升高幅度常在 500 单位/升以上，肝组织学改变以小叶内炎症和肝细胞变性为主，且均匀分布。慢性病例则以汇管区炎症和间质反应较明显，急性乙肝绝大多数在 6 个月内恢复、HBsAg 转阴。HBV 感染持续 6 个月以上即为慢性 HBV 感染。围生期感染 HBV 90％以上将发展成慢性感染者，0～5 岁感染者，慢性化率约为 30％，成年期感染 HBV 慢性化率不到 5％。围生期感染 HBV 后一般会经历免疫耐受期、免疫清除期（慢性乙型肝炎期）、非活动性携带期。免疫耐受期的特点是 HBeAg 阳性、血清高载量 HBV-DNA（>10^5），ALT 正常（或轻度升高），肝组织轻度或无炎症。免疫清除期患者血清高载量病毒，ALT 持续升高或有波动，肝组织学显示炎症和不同程度的肝纤维化，HBeAg 阳性或抗-HBe 阳性。非活动携带期表现为血清 HBV-DNA 低水平或检测不到，ALT 正常，抗-HBe 阳性，肝细胞无炎症，可能有轻度肝纤维化。在青少年和成人期感染 HBV 者一般无免疫耐受期，临床表现为活动性慢性乙型肝炎，进而疾病缓解，进入非活动携带状态。乙肝病毒存在共价闭合环 DNA（cccDNA），在持续应用抗病毒药物的情况下，机体清除感染 cccDNA 的肝脏细胞需 14.5 年，因此说快速治愈慢性乙型肝炎是不可信的。

➤ 130. 乙型肝炎为何易反复?

治疗 HBV 的根本目的和终极指标是清除 HBV 的共价闭合环去氧核糖核酸（cccDNA）。HBV 的基因（DNA）是有两条螺旋状 DNA 链（一条正链，一条负链）围成的环形结构，较长的负链形成了完整的环状，较短的正链没有闭合，呈半环状。感染肝细胞后，正链以负链为"模板"复制延长，形成完整的环状的双股 DNA 即 cccDNA。可以把 cccDNA 看作是病毒复制的"原始模板"和核心。共价闭合环 HBV（cccDNA）在慢性乙肝复发过程中发挥重要作用，可惜的是目前各种抗病毒药物，尚难以清除 cccDNA，现在临床上常用的抗病毒药物，核苷（酸）类似物和干扰素均不能直接清除 cccDNA，而须依赖机体的免疫系统。研究表明，在持续应用抗病毒药物的情况下，机体清除感染 cccDNA 的肝脏细胞需 14.5 年。在这个过程中，抗病毒治疗可阻断 cccDNA 的再循环，降低 cccDNA 再产生。依照目前治疗乙肝的水平，最易达到的目标是获得 HBV-DNA 转阴，较难达到的目标是 HBeAg 消失、e 抗体形成，极难达到的目标是 HBV 表面抗原转阴。HBV 表面抗原（HBsAg）的清除与 cccDNA 存在一定相关性，清除 HBsAg 是 cccDNA 水平显著降低的标志，而 HBsAg 清除一直以来都被作为乙肝抗病毒治疗的最终目标及"治愈"标志，其实乙肝治疗的终极目标应该是彻底清除 cccDNA，只要存在 cccDNA，乙肝病毒就可能出现反复。

131. 乙型肝炎治疗中为何经常出现耐药性？

慢性乙肝患者处在什么免疫状态，对药物磷酸化修饰和转化的机体特点均明显影响服用核苷类药物的疗效和 HBV 复制及耐药的情况。乙肝病毒在机体免疫功能或抗病毒药物的强大压力下，为了逃避打击，需要改头换面，以一种新的面孔出现，使原有的免疫力，抗病毒药物等失去靶点，而无所作为，才能继续生存下去：在生物细胞复制过程中，DNA 的合成需要一种叫 DNA 多聚酶的物质参与，这种多聚酶除了合成 DNA 外，还随时对所复制的产品进行质量监控，一旦发现所复制的产品与原件不相一致时，就及时进行校正，以保证复制件与原件的一致性。由于乙肝病毒 DNA 的多聚酶比较特殊，只具有合成功能，而缺乏校正活性，所以复制的产品常发生差异，时间一长，病毒的基因就会发生较大的变异。一旦乙肝病毒变异了，不仅治疗没效果，而且很可能加速病情发展，所以乙肝患者在治疗前后，都要注意乙肝病毒变异的情况，乙肝患者可以通过乙肝病毒变异耐药检查出体内的病毒是否发生变异。

132. 为何少数患者在接受抗病毒治疗后仍发生肝癌？

慢性 HBV 感染者发生肝硬化、失代偿和肝癌（HCC）的相关危险因素包括：①从宿主方面包括年龄 40 岁以上（感染时间较长）、男性、反复炎症活动（ALT 持续异常）、HCC 家族史等因素。②从病毒方面包括高载量 HBV-DNA、HBV C 基因型、HBV 变异和合并其他病毒（HCV、HDV、HIV 等）感染。③其他如嗜酒、代谢因素和环境因素等。

对 3653 例 HBV 感染者 11.4 年的前瞻性队列研究显示，

HBV-DNA 载量＞10^5 拷贝/毫升是发生 HCC 的强独立危险因素。免疫耐受期虽有高 HBV-DNA 载量，但 HCC 的发生率并不高，这是因为高 HBV-DNA 载量者还需加上年龄、ALT 反复波动等因素，HCC 发生率升高。即使发生了 HBsAg 清除，特别是 HBsAg 清除前已经进展到肝硬化或年龄较高者，有肝硬化这样的土壤背景，特别容易生长肝癌这样的"种子"，因此在 HBsAg 清除后数年仍可发生 HCC。另外少部分患者，在抗病毒治疗之前可能少量肝细胞已发生癌变或基因突变，也可能有一部分患者，抗病毒药物并未能完全抑制病毒复制，导致病情缓慢进展，因此，抗病毒治疗过程中，定期复查 AFP、腹部 B 超或腹部 CT/MRI 很重要。

133. 慢性乙型肝炎患者为何强调要定期复查？

对于慢性乙型肝炎患者来说，定期复查是非常重要的。对于抗病毒治疗的患者，定期复查了解肝功能是否正常、HBV-DNA 是否转阴、HBeAg 是否转阴、乙肝病毒是否耐药均很重要。如果患者未进行抗病毒治疗，那么定期复查能及时发现病情变化，早期发现乙肝是否处于免疫清除期，是否需要抗病毒治疗，是否需要抗炎、保肝治疗。另外，定期复查能够及时发现用药治疗过程中可能出现的不良反应，从而给予针对性调整，提高治疗的效果和用药的安全性。定期复查可以加强医患沟通，及时发现问题并做相应调整。定期规律复查可以说是决定乙肝治疗长远效果的重要保障，是慢性乙型肝炎治疗过程中最重要方面之一。

134. 慢性乙型肝炎患者应到哪个科室复查？

慢性乙型肝炎患者最好到综合医院的感染性疾病科、肝病科，传染病医院或专科医院的肝病科等复查。如果综合医院没有感染性疾病科或肝病科的，也可到消化内科进行定期复查。如果慢性乙肝患者同时伴有其他疾病，根据病情轻重，决定去哪些科室，具体情况听取医生建议。

135. 应用口服抗病毒药物治疗的慢性乙型肝炎患者多长时间复查 1 次？

慢性乙型肝炎患者在口服抗病毒药物治疗期间建议每 3 个月复查 1 次，复查内容包括肝功能、肾功能、乙肝两对半、HBV-DNA、腹部 B 超等；对于病情稳定的患者每 3～6 个月复查 1 次；治疗前有转氨酶异常的，建议每个月复查 1 次，内容包括肝功能、肾功能、乙肝两对半、HBV-DNA、腹部 B 超等；对于转氨酶异常、HBV-DNA 阴性的患者，还需筛查其他病因如戊肝、丙肝、脂肪肝、先天性肝病等，待肝功能恢复正常后按以上复查时间复查。

136. 应用口服抗病毒药物治疗的慢性乙型肝炎患者每次复查的项目有哪些？

应用口服抗病毒药物的患者每次随访需要检查的项目包括：血常规、肝功能、乙型肝炎病毒 DNA、乙型肝炎标志物五项、甲胎蛋白、腹部超声波等。对于应用抗病毒药物后 HBV-DNA 长期不转阴，或者 HBV-DNA 转阴后再次出现 HBV-DNA 阳性者，建议行 DNA 测序。对于用阿德福韦酯、替诺福韦酯的患者还应查肾功能，用替比夫定治疗的患者检查血肌酸磷酸激酶。如果超声波发现肝内有结节最好进一步检查增强 CT 或是磁共振（MRI）检查。对于脾大，白细胞或血小板减少的患者，建议行胃镜检查，协助诊断有无肝硬化。如果肝硬化失代偿期患者出现大便黑色或柏油样，应及时化验粪隐血及血常规等检查。对于肝硬化失代偿期，经常反复肝性脑病的，需化验血氨水平等。

137. 应用干扰素抗病毒治疗的慢性乙型肝炎患者多久复查一次？复查哪些项目？

应用干扰素抗病毒治疗的慢性乙型肝炎患者开始用药后应观察患者有无过敏、有无发热等表现，如果患者体温升高大于38.5℃，应警惕是否合并感染情况，可抽血化验血常规及血培养。如果排除感染，患者应用第一针干扰素1周内应复查2次血常规了解白细胞、血小板情况，以后可半月复查血常规，待病情稳定后可3个月复查血常规，一般每3个月复查血常规、肝功能、肾功能、甲状腺五项、自身抗体五项，如有心慌、发热等不适，及时根据病情调整复查时间及复查项目。

138. 慢性乙型肝炎患者停用抗病毒药物后如何复查？

根据目前指南推荐意见，建议乙肝患者长期服用抗病毒药物，延长治疗时间可降低复发风险，同时可获得更多的生化学、病毒学和组织学益处。对 HBeAg 阳性慢性乙肝患者，在达到HBV-DNA 低于检测下限、ALT 复常、HBeAg 血清学转换后再巩固至少1年（经过至少2次复查，每次间隔6个月）仍保持不变且总疗程至少已达2年者，可考虑停药，并强调延长疗程可减少复发。

对 HBeAg 阴性慢性乙肝患者，在 HBV-DNA 低于检测下限、ALT 复常至少再巩固1年半（经过至少3次复查，每次间隔6个月）仍保持不变，且总疗程至少已达到2年半者，可考虑停药。同时也强调，因停药后复发率较高，可以延长疗程。

对代偿期肝硬化患者，强调应长期服药，停药标准尚不明确。而对失代偿期肝硬化患者，更明确提出因停药后易复发，因此不能随便停药，停药需谨慎。如果慢性乙型病毒性肝炎患者停用抗病毒药物，半年内每 2 个月复查 1 次肝功能、乙型肝炎病毒 DNA、乙型肝炎"两对半"，以后每 3 个月复查 1 次肝功能、乙型肝炎病毒 DNA、乙型肝炎"两对半"、AFP、腹部 B 超，随访 12 个月。12 个月后如病情稳定，建议 6 个月复查 1 次，复查时如发现有病情变化（如转氨酶升高或乙型肝炎病毒 DNA 检测阳性），根据病情调整复查时间。如果抗病毒治疗后表面抗原已转阴，建议最好也要 6 个月复查 1 次肝功能、乙型肝炎病毒 DNA、乙型肝炎"两对半"、AFP、腹部 B 超。

139. 乙型肝炎病毒携带者如何随访?

首先，应了解一下什么是乙型肝炎病毒性携带者，这样才能更好地确定随访时间。乙型肝炎病毒性携带者分为 2 种情况。

• 慢性 HBV 携带者，血清 HBsAg 和 HBV-DNA 阳性、HBeAg 或抗-HBe 阳性、但 1 年内连续随访 3 次以上血清 ALT 和 AST 均在正常范围、肝组织学检查一般无明显异常。对血清 HBV-DNA 阳性者，应劝其做肝穿刺检查，以便进一步确诊和进行相应治疗。这个时期的 HBV 携带者是因为人的机体虽然感染了病毒，但是由于免疫系统不识别病毒，而对包含乙肝病毒的肝细胞没有发动攻击，即处于免疫耐受期，因此也没有肝细胞的损伤和修复，所以肝功能正常，肝脏穿刺做组织学检查也没有明显的改变。但是此时病毒处于高度复制阶段，HBV-DNA 的水平可以很高，也就是传染性强。

• 非活动性 HBsAg 携带者，血清 HBsAg 阳性、HBeAg 阴性、抗-HBe 阳性或阴性、HBV-DNA 检测不到（PCR 法）或低于最低检测限、1 年内连续随访 3 次以上 ALT 均在正常范围。

肝组织学检查显示：Knodell 肝炎活动指数（HAI）＜4 或其他的半定量计分系统病变轻微。这个时期身体已经通过自身的免疫清除作用，清除掉了血液中的病毒，肝脏的炎症病变已恢复，肝功能正常，而且没有明显的肝脏纤维化改变。此时 HBeAg 阴转或抗-HBe 阳性，HBV-DNA 为阴性，患者无传染性。但是患者肝细胞核中仍有乙肝病毒存在，只是基本没有复制，不再向血液中释放病毒，处于病情稳定期。肝功能一直正常但乙型肝炎病毒 DNA 阳性者，建议每 3～6 个月检测肝功能、乙肝两对半、HBV-DNA、腹部 B 超，必要时复查 AFP。如肝功能出现异常，可立即就医，必要时考虑开始抗病毒治疗。如年龄大于40 岁，最好进行肝穿刺活检检查，如肝内有明显炎症者需启动抗病毒治疗。对于肝功能正常，HBV-DNA 阴性的乙型肝炎病毒表面抗原携带者，应 6 个月复查肝功能、HBV-DNA、AFP、乙肝两对半、腹部 B 超等。

140. 乙型肝炎病毒表面抗原携带者如何随访？

乙型肝炎病毒性携带者分为两种情况。

◎ **慢性 HBV 携带者**：血清 HBsAg 和 HBV-DNA 阳性、HBeAg 或抗-HBe 阳性、但 1 年内连续随访 3 次以上血清 ALT 和 AST 均在正常范围、肝组织学检查一般无明显异常。

◎ **乙型肝炎病毒表面抗原携带者**：血清 HBsAg 阳性、HBeAg 阴性、抗-HBe 阳性或阴性、HBV-DNA 检测不到（PCR 法）或低于最低检测限、1 年内连续随访 3 次以上 ALT 均在正常范围。肝组织学检查显示，Knodell 肝炎活动指数（HAI）＜4 或其他的半定量计分系统病变轻微。这个时期身体已经通过自身的免疫清除作用，清除掉了血液中的病毒，肝脏的炎症病变已恢复，肝功能正常，而且没有明显的肝脏纤维化改变。此时 HBeAg 阴转或抗-HBe 阳性，HBV-DNA 为阴性，患者无传染性。但是患者肝细胞核中仍有乙肝病毒存在，只是基本没有复制，不再向血液中释放病毒，处于病情稳定期。建议每 6 个月进行肝功能、乙型肝炎病毒 DNA、乙肝两对半、甲胎蛋白及超声波检查。

141. 为什么抗病毒治疗后仍需筛查肝癌？

对于慢性乙型病毒性肝炎抗病毒治疗患者，如果抗病毒治疗后病毒仍阳性，说明抗病毒治疗效果不理想，需调整抗病毒治疗方案，这时期发生肝癌的风险和没有抗病毒治疗的人群基本一致，所以需要筛查肝癌。对于慢性乙型病毒性肝炎患者，如果抗病毒治疗后 HBV-DNA 转阴，发生肝癌的风险比肝硬化患者要低，比 HBV-DNA 未转阴患者概率要低，但比正常人发生肝癌的风险仍高出很多，另外，如果患者合并其他肝脏疾病，如酒精性肝损害、脂肪肝、药物性肝损害等，发生肝癌的概率更高。对于乙型肝炎肝硬化患者，患者如果抗病毒治疗转阴，因为患者有肝硬化基础，发生肿瘤的风险还是比较高的。如果乙肝 HBV-DNA 未转阴，发生肿瘤的风险更高，应严密筛查 AFP、肝功能、肿瘤标记物、腹部 CT 或 MRI。对于慢性丙型病毒性肝炎和丙型肝炎肝硬化也一样适用。

142. 乙型肝炎肝硬化患者如何定期复查？

乙型肝炎肝硬化患者分为代偿期肝硬化和失代偿期肝硬化，也可以理解为早期肝硬化和晚期肝硬化，一般早期肝硬化肝脏功能尚可代偿，一般无消化道出血、肝性脑病、腹水等并发症，但如果遇到感染或合并其他疾病时，肝功能波动较大（图 1-5）。一般情况下代偿期肝硬化应 3 个月复查 1 次，复查项目一般为血常规、肝功能、肾功能、乙肝两对半、HBV-DNA、AFP，因

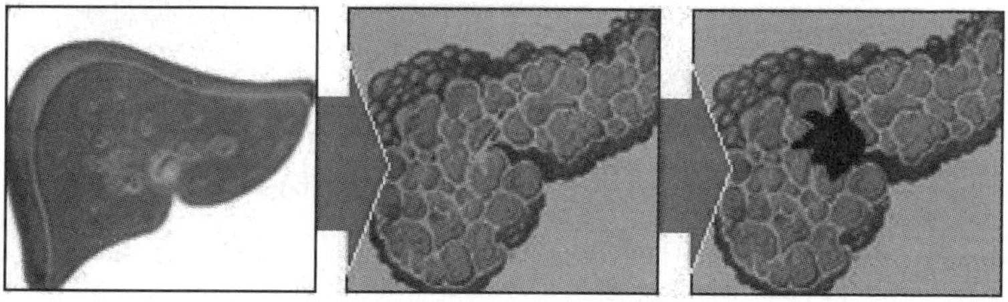

慢性肝炎　　　　肝硬化　　　　肝癌

约25%慢性
肝炎会演变成
肝硬化

每年有
3%~5%肝硬化患者
患上肝癌

图1-5　慢性肝炎发展"三部曲"

为患者有肝硬化基础，需警惕发生肝癌风险，可3～6个月复查腹部CT/MRI，如果有静脉曲张，建议每半年复查1次胃镜。如果患者处于肝硬化失代偿期，也就是说常伴有腹水、肝性脑病、消化道出血等并发症，应根据病情轻重酌情安排复查时间，如果病情稳定，可3个月复查1次，复查项目为血常规、肝功能、肾功能、电解质、AFP、血氨、乙肝两对半、HBV-DNA、腹部B超/腹部CT/腹部MRI等。如果患者HBV-DNA转阴，肝功能仍时有波动，应注意筛查有无合并其他嗜肝病毒，如有合并其他疾病导致肝功能波动；如果患者HBV-DNA持续阳性或转阴后再次出现HBV-DNA阳性，应注意复查DNA测序。如果患者有病情变化，如发热、腹痛、腹胀等症状，应及时到就近医院诊治，完善相关检查明确是否存在腹膜炎，应在常规复查的基础上化验C反应蛋白、降钙素原，并行腹腔穿刺术了解腹水性质。如果患者出现呕血、黑粪，应及时送至最近医院，在常规化验基础上化验粪隐血、急诊胃镜。如果患者出现神志欠清、行为异常，高度怀疑存在肝性脑病，应在常规化验基础上化验血氨，必要时行头颅 CT 检查排除头颅器质性病变。肝硬化伴腹水的患者需注意尿量变化，如尿量较少（少于 500 毫升/天）需排除肝肾综合征。肝硬化患者容易发生肝癌，因此，需 3～6 个月检查甲胎蛋白、腹部 B 超或腹部 CT 或腹部 MRI 检查。

143. 慢性乙型肝炎患者在饮食生活方式上应注意什么？

◎ 日常饮食注意

• 酒的问题：肝炎患者最好禁酒精。酒精（乙醇）在肝脏合成乙醛，肝脏损伤时，水解乙醛的酶分泌减少，这样就造成了乙醛对肝脏损害。酒类不能和对乙酰氨基酚合用，对乙酰氨基酚是一种用于止痛的非处方药，某些用于治疗感冒和咳嗽的药物也会含有该药物，该药和酒精合用会引起严重的肝炎发作，有可能会造成致命性肝衰竭，因此，永远不要将这两类药物合用，如果对于所用药物有任何疑问，要及时咨询医生。

• 保持有益肝脏的健康饮食。虽然营养不良很少会引起肝脏病变，但均衡的饮食习惯能保证机体良好的营养供给，有利于帮助受损肝细胞再生，生成新的肝脏细胞。因此，营养也是慢性肝炎治疗中非常重要的组成部分。首先，保证蛋白质均衡。蛋白质是我们机体维持正常技能必需的营养物质，我们必须保证一定的供应量，但也要注意避免过量。如果盲目进行高蛋白饮食会加重肝脏的负担，如果超出肝脏承受的能力，肝脏不能完全处理蛋白质代谢产生的胺类物质就会发生肝性脑病，这在肝炎晚期尤其是已经有肝硬化的患者中尤其明显。其次，能量来源应以糖类为主。40％～60％的能量应该来源于糖类，而且应该首选复杂糖类，复杂糖类可以提供热量、维生素、矿物质和纤维素等多种营养成分。

• 避免过多的能量摄入，维持水电解质平衡。过多的能量摄入会增加心血管并发症发生的危险，而且如果蛋白质和糖类摄入过多，多余的蛋白质和糖类会转化为脂肪积聚在体内，造成肥胖。

◎ **生活方式注意**

• 养肝血：避免熬夜。首先，要早睡觉，最晚是 23 时。中医的子午流注中讲：肝胆在 23 时至 3 时最兴盛。中医有"人卧则血归肝"。当人躺下时，各个脏腑的血液都经过肝来完成解毒的任务。如果 23 时至 3 时人们还在忙于工作和学习，就会使其他脏腑也处于相对兴奋状态，不能够使各个脏腑的血液及时地进入肝解毒。其次，适当地休息。我们的身体很敏感，"累"是身体对你发出的求救信号。

• 调情志：中医讲，"肝主情志。"肝异常会影响人的情绪；反之，心情的好坏也会影响到肝。所以，保持一个良好的心情是养肝血的一个好方法。

• 节饮食：戒酒烟及一切对肝有损害的食物和药物，如腌制、熏烤的食物，加了防腐剂的罐装食品，被黄曲霉素污染了的食品等。多吃时令果蔬，多喝果汁。清淡、青色的饮食、天然原味的绿色青菜有利于肝脏，中医讲，"肝主青色，青色如肝经。"青色的食物可以起到养肝的作用。

• 慎劳心：多休息、会休息，有节奏地工作和生活，不能劳累。多看庄子等的书籍，多接触一点中医，以接受一些养生方面的知识，"淡泊以明志，宁静而致远"，知足常乐，用平和的心态为人处世。

总之，生活正常、饮食有节、恰到好处的生活方式是人体健康的最基本的条件。

144. 慢性乙型肝炎患者可以吸烟喝酒吗?

对于慢性乙型肝来说,不管是白酒、红酒、啤酒,都在禁忌之列。因为这些酒类中含有酒精,进入到人体肝脏中,容易对肝细胞进行毒害,容易加重患者肝脏的负担,导致病情恶化。即使没有乙肝的症状,肝功能各项检查也正常,但是如果饮食不规律、饮酒、吸烟、过度劳累、受到环境季节变化等的影响,是很容易导致患者体内的病毒发生变异的,这样容易加重患者的病情,同时导致肝硬化、肝癌等的发生。所以日常生活中一定要特别注意做好定期检查,一定要戒烟、忌酒。

145. 慢性乙型肝炎患者可以吃油炸食物吗?

高油高脂食物可能会加重肝脏代谢负担,长期进食高脂饮食,容易合并脂肪肝、高血脂,加重肝损害,因此避免高脂高油及刺激性饮食。

146. 慢性乙型肝炎患者平常是否要多吃糖?

肝脏合成、储备及释放糖原,人摄入过多糖后容易造成肝脏负担,长期高血糖,超过血糖阈值,易造成糖尿病。临床中常见肝脏疾病患者最易合并糖尿病,且严重肝病时,很难很好地调整血糖。慢性乙型肝炎患者多吃副食,限制主食,不吃或少吃甜食、油炸食品。

147. 肥胖或伴有脂肪肝的慢性乙肝患者生活上要注意什么?

肥胖容易导致高血脂、高血糖、高血压,全身血管动脉粥样硬化,脂肪肝引起肝脏细胞脂肪变性,使正常的肝细胞功能受影响,甚至引起转氨酶升高,甚至导致脂肪性肝硬化、肝癌的疾病。肥胖或脂肪肝是不良生活方式引发的后天性疾病,是可以预防的。日常生活中,养成良好的生活习惯,低脂低糖低盐饮食,适量控制主食,多进食辅食,适量运动,了解一些自我保肝的科普知识。这样是健康的饮食习惯,不仅可以拒绝脂肪肝、肥胖,还可以降低高血压、高血糖等疾病发病率。①合理膳食每日三餐膳食调配合理,做到粗细搭配,营养平衡。节制饮食控制高能量、高糖、高脂肪饮食:首先要控制热量,把体重减轻至标准体重作为目标,做到能量消耗高于能量摄入。多吃副食,限制主食,戒烟限酒,特别要限制脂肪类食品;不吃或少吃甜食、油炸食品。②适当运动每天坚持体育锻炼,可视自己体质选择适宜的运动项目,如慢跑、打乒乓球、羽毛球等运动;要从小运动量开始,循序渐进,逐步达到适当的运动量,以加强体内脂肪的消耗。③慎用药物,在选用药物时更要慎重,谨防药物的不良反应,特别对肝脏有损害的药物不能用,避免进一步加重肝脏的损害。此外,心情要开朗,不暴怒,少气恼,注意劳逸结合等也是相当重要的。

148. 慢性乙型肝炎患者平常可以参加体育运动吗?

慢性乙型肝炎患者,如果处于肝功能损害时期,也就是转氨酶或胆红素升高时可以减少运动量,以休养为主。如果慢性乙型病毒性肝炎患者处于病情稳定期，应进行适当体育锻炼，可视自己体质选择适宜的运动项目，如慢跑、打乒乓球、羽毛球等运动；要从小运动量开始，循序渐进，逐步达到适当的运动量，以加强体内脂肪的消耗。如果患者存在肝硬化病变，代偿期肝硬化，即早期肝硬化病情稳定时和慢性乙型病毒性肝炎一样可适当进行体育锻炼，但对于失代偿期肝硬化，一般建议以静养为主，可慢走，适当活动，患者应根据具体病情咨询医生后选择合适的体育锻炼项目。

149. 慢性乙型肝炎患者能否服用保健品?

肝脏是大部分药物的代谢地方，药物进入体内一般都要经过肝脏解毒，增加肝脏负担。所以，平时应尽量少服药。不管患者处于慢性乙型病毒性肝炎患者处于疾病进展期还是稳定期，一般不建议服用保健品。首先，保健品质量良莠不齐，保健品不属于药品，没有严格的药品管理监督程序，他们没有宣传的那么有效；其次，每个人对何种保健品过敏尚不明确，每年因为过敏性休克导致死亡的人不计其数，应尽量减少这种风险。另外，保健品中很多成分有可能存在损害肝脏作用，每年因为保健品而引起的药物性肝损害的病例很多。患者本身有慢性乙型肝炎基础，对于再有额外的损害表现明显。因此不建议慢性乙型病毒性肝炎患者服用保健品。

150. 如何有效预防乙型肝炎病毒感染?

对于各类高危人群而言，接种乙型肝炎疫苗是目前预防乙型肝炎病毒感染的最有效方法。接种对象主要是新生儿，其次为婴幼儿、15岁以下未免疫的儿童及高危成年人群。

我国目前应用的乙型肝炎疫苗为基因工程疫苗，包括重组酵母乙型肝炎疫苗和重组仓鼠细胞乙型肝炎疫苗。主要成分为乙型肝炎病毒的表面抗原（乙型肝炎病毒的外壳蛋白），它不是完整的乙型肝炎病毒，没有传染性和致病性，但能刺激人产生保护性抗体。目前我国正式上市的乙型肝炎疫苗均能预防不同基因型的乙型肝炎病毒感染。

初次免疫时，需接种 3 针，按照 0、1、6 个月程序，即接种第一针后，在第 1 个月和 6 个月时接种第 2 和 3 针。一般 3 针接种后，才能完全有效。注射部位为新生儿臀部上外侧肌肉内；儿童及成人为上臂三角肌中部肌肉内。

此外，不共用注射器和针头、剃须刀和牙刷等，如性伴侣为乙型肝炎病毒表面抗原阳性或乙型肝炎感染不明者，性交时一定要带安全套等也很重要。

151. 为什么新生儿要在出生 24 小时内注射乙型肝炎疫苗？

母婴传播是乙型肝炎病毒主要的传播途径之一。虽然现在我国一些大中城市对孕妇一开始筛查乙型肝炎病毒感染，但在一些小城市及广大农村仍不筛查，且存在筛查试剂灵敏度低及乙型感染病毒标志阴性的"隐匿性乙型肝炎"的存在，加上乙型肝炎疫苗安全性好，因此，在我国已提出乙型肝炎疫苗免疫政策，对新生儿出生 24 小时内普遍接种乙型肝炎疫苗。20 年经验证明，我国 9200 万名儿童免受乙型感染病毒感染，携带者减少约 3000 万。我国提前 11 年实现世界卫生组织提出的到 2017 年达到 5 岁以下儿童乙型肝炎病毒表面抗原将至 1%以下的目标。

152. 体重低于 2000 克早产儿如何进行免疫预防？

如母亲为乙型肝炎病毒表面抗原阳性，早产儿应于出生后 12

小时内同时注射乙型肝炎疫苗和免疫球蛋白各1针，其后于出生后1个月、2个月和7个月再各接种1针乙型肝炎疫苗，共4针。

如果母亲乙型肝炎病毒表面抗原是否阳性不详，也需在出生后12小时内接种乙型肝炎疫苗和免疫球蛋白各1针，并检测母亲血中乙型肝炎病毒表面抗原，如乙型肝炎病毒表面抗原为阳性，于出生后1个月、2个月和7个月各接种1针乙型肝炎疫苗，共4针。如乙型肝炎病毒表面抗原为阴性，在出生后1个月和6个月再各注射1针乙型肝炎疫苗，共3针。

153. 如何预防乙肝妈妈传染新生儿？效果怎样？

对于乙肝母亲的新生儿，应在最好在出生后12小时内用乙型肝炎疫苗联合乙型肝炎免疫球蛋白进行免疫，即在一侧臀部接种乙型肝炎疫苗，另一侧臀部注射免疫球蛋白，1个月后再注射第2针乙型肝炎疫苗和第二针免疫球蛋白，再于出生6个月接种第三针乙型肝炎疫苗。

单用乙型肝炎疫苗可阻断母婴传播率为87.8%，乙型肝炎疫苗联合乙型肝炎免疫球蛋白可提高母婴传播阻断率。但是乙型肝炎病毒水平很高的母亲，新生儿即使联合应用免疫球蛋白联合乙型肝炎疫苗，仍有5%～15%的婴儿可能发生母婴传播，此外，如新生儿本身有免疫缺陷，也可导致母婴传播阻断失败。

154. 意外接触含乙型肝炎病毒的血液怎么办？

在意外接触乙型肝炎病毒的血液之后，可采取以下方案处理

• 对于未接种乙型肝炎疫苗的人群，或虽接种过乙型肝炎疫苗，但乙型肝炎表面抗体水平低于10毫单位/毫升者，应立即注射乙型肝炎免疫球蛋白200～400单位，并同时在不同部位注射第1针乙型肝炎疫苗，之后于第1个月和第6个月后分别接

种第 2 针及第 3 针乙型肝炎疫苗。

　　• 对于接种过乙型肝炎疫苗，且乙型肝炎病毒表面抗体超过 10 毫单位/毫升者，可不进行特殊处理。

155. 家庭中如果有成员是乙型肝炎病毒感染者怎么办？

　　家庭中如有乙型肝炎病毒感染者，其配偶、子女及接触密切的其他家庭成员，都是乙型肝炎病毒感染的高危人群（图 1-7）。这是因为乙型肝炎病毒可以通过血液、性接触传播，以及在生活密切接触中，接触其血液及体液而感染乙型肝炎病毒。因此乙型肝炎患者的家庭成员属于乙型肝炎病毒感染高危人群，需要及时注射乙型肝炎疫苗，做好乙型肝炎病毒感染的预防工作。

156. 接种乙型肝炎疫苗前是否需要筛查乙型肝炎病毒标志物？

　　自 1982 年全球实施乙型肝炎疫苗普遍接种以来的实践证明，乙型肝炎疫苗在接种前不需要筛查乙型肝炎病毒标志物，这是绝对安全的。

157. 接种乙型肝炎疫苗后不产生乙型肝炎表面抗体怎么办？

　　首先应向肝病专科医生咨询，分析其不能产生乙型肝炎表面抗体的原因。对于完成 3 针乙型肝炎疫苗免疫后，确实不产生抗体者，可再次应用原来的乙型肝炎疫苗和剂量再接种 3 针，或接种 1 针 60 微克的重组酵母乙型肝炎疫苗。在第 2 次接种 3 针或 1 针 60 微克的重组酵母乙型肝炎疫苗 1~2 个月，检测血液中乙型肝炎病毒表面抗体，如仍为阴性，可再次接种 1 针 60 微克乙型肝炎疫苗。

158. 接种全程乙型肝炎疫苗后，乙型肝炎病毒表面抗体转为阴性，是否需要再接种？

对于乙型肝炎疫苗接种后产生的乙型肝炎病毒表面抗体，其保护时间一般至少 12 年。随着时间的延长，乙型肝炎病毒表面抗体水平会逐渐下降，有一部分人甚至检测不到。如果不是乙型肝炎的高危人群，不需要再接种乙型肝炎疫苗。但如果是乙型肝炎病毒感染的高危人群，因为他们感染乙型肝炎病毒的危险性较高，当其血液中乙型肝炎病毒表面抗体转阴时，最好再注射 1 针乙型肝炎疫苗。

159. 乙型肝炎疫苗接种后为什么不产生乙型肝炎病毒表面抗体？

主要有以下几种可能的原因：①免疫功能发育不健全或有免疫功能障碍；②乙型肝炎疫苗剂量不足；③已感染乙型肝炎病毒，但乙型肝炎病毒标志物为阴性的"隐匿性肝炎"患者；④由于储存等原因，造成乙型肝炎疫苗失效；⑤近期有影响人体免疫功能的疾病（如伤寒等），或正使用免疫抑制药治疗的患者。

160. 哪些人群需要"乙肝二对半"和病毒筛查？

• 有乙型肝炎病毒感染者接触史的人，主要是家庭中有慢性乙型肝炎病毒感染者或乙型肝炎患者的人群，包括父母、兄弟姐妹、配偶及子女等。

• 所有的孕妇，一旦孕妇为乙型肝炎病毒携带者，传给新生儿的风险最高，如果乙型肝炎病毒表面抗原阳性，必须筛查乙型肝炎病毒 DNA。

• 不安全注射史的人，如吸毒人群、反复进行血液透析的人等。

• 输入过血制品的人，血制品包括血浆、免疫球蛋白、白蛋白、凝血因子等。

• 有卖淫嫖娼史、同性恋史或有多个性伙伴的人。

• 有职业暴露危险的人：医生、护士、血库工作人员等。

• 此外：①准备接受手术、输血或血制品患者，准备接受侵袭性操作的患者；②准备妊娠的夫妻双方、接受辅助生殖（试管婴儿）治疗的夫妻双方；③准备献血或提供器官移植供体的人等也需要筛查乙型肝炎病毒。

161. 如何阻断乙型肝炎病毒通过性行为传播?

其实阻断性行为传播的乙型肝炎病毒感染非常简单，使用安全套和及时接种乙型肝炎疫苗就可以有效预防乙型肝炎病毒感染。

162. 乙型肝炎病毒阳性的母亲可以给新生儿哺乳吗?

如果新生儿在出生后注射了乙型肝炎疫苗和乙型肝炎免疫球蛋白，乙型肝炎病毒阳性的母亲就可以给新生儿哺乳。

163. "大三阳"比"小三阳"更严重吗?

"大三阳"患者如果 HBV-DNA 阳性，病毒复制活跃，如肝功能维持正常，表明患者处于免疫耐受期，肝组织没有明显的炎症和纤维化，此时，患者病情稳定，暂不需要治疗。如果出现肝功能异常（如转氨酶升高），除外其他因素，且半年内不恢复，表明患者处于免疫清除期，肝脏已出现炎症，肝细胞受到破坏，此时是需要治疗的。

"小三阳"患者如果 HBV-DNA 阴性，肝功能正常，表明病毒处于非活动期和低复制期，病情是稳定的。如果 HBV-DNA 阳性，表明病情活动，合并肝功能异常，即为"小三阳肝炎"，虽没有"大三阳"病毒复制高，但大多数患者年龄大，既往多有肝脏炎症，此时出现肝脏损害，容易发展成肝硬化或肝癌。

因此，不能根据"大三阳"或是"小三阳"判断病情，要结合 HBV-DNA 及肝功能情况等其他结果综合判断（图 1-8）。

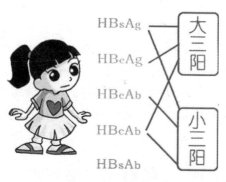

图 1-8 大三阳与小三阳

164. 乙型肝炎病毒感染者，包括慢性乙型肝炎患者，能否正常工作和学习？

目前现实中仍有很多人对乙型肝炎认识存在误区，认为和乙型肝炎患者吃饭、住宿等也会传染乙型肝炎，因而给乙肝患者造成很大的心理压力。

事实上，约 2/3 的乙肝患者可为终身病毒携带者，能和正常人一样工作和学习；约 1/3 的乙肝患者可能发展成为慢性乙肝患者，但经积极抗病毒治疗后，也不会影响工作和学习。只有少数患者因治疗不及时可转化为肝硬化和肝癌，影响工作和学习。

因此，乙型肝炎携带者和经积极抗病毒治疗，肝功能恢复的患者，可以正常工作和学习；但如果肝功能检查异常的患者，最好暂停工作和学习，在家休养，待肝功能恢复正常后，就能正常工作和学习了。

165. 乙型肝炎病毒 DNA 阴性的乙型肝炎患者血液也具有传染性吗？

HBV-DNA 阳性的乙型肝炎病毒患者的血液中含有大量的乙型肝炎病毒颗粒，传染性较强，但 HBV-DNA 阴性的乙型肝炎患者并不意味着没有乙型肝炎病毒存在，只是表明乙型肝炎病毒数量较少，传染性相对较弱，目前的检测水平尚不能检测出来。总之，只要有乙型肝炎病毒表面抗原阳性的患者就有传染性。

166. 慢性乙型肝炎病毒携带是终生的吗？

乙型肝炎病毒感染约 75% 为稳定的携带者，其中在"大三阳"的慢性携带者中，每年有 2%～15% 的患者会自然转为"小三阳"；在"小三阳"的慢性携带者中，每年有 1%～3% 的患者会自发将乙型肝炎病毒清除，出现 HBsAg 转阴而恢复健康。这种慢性病毒携带状态与年龄和性别有关。一般来说，女性和年龄增长者，病毒清除率高。HBsAg 自然转阴有两个高峰，一个为 10～20 岁，另一个为 50 岁以后。如果不发病，慢性乙型肝炎病毒携带者自然清除的概率还是很大的，不一定终生携带。

167. 超声波显示"肝实质光点增粗"或"肝实质弥漫性病变"，是否提示病变很严重?

正常肝实质回声呈较低的细小光点，分布均匀。但所谓的光点多少、粗细，并无绝对可靠的客观证据，主要是经验性的，需结合动态变化和其他指标综合判断。其他指标，包括肝脏的形态、大小，左右肝比例、门静脉大小、脾厚度、肝生化功能、HBV-DNA 等。

因此，不能看到报告单上显示"肝实质光点增粗"或"肝实质弥漫性病变"就认为肝病很严重。此外"弥漫性病变"是相对于局灶性病变而言，如肝硬化和脂肪肝等为弥漫性病变，肝癌和肝囊肿为局灶性病变，其实并不一定提示病情轻重。

168. 乙型肝炎的宫内传播是怎样发生的? 如何预防?

母婴传播是乙型肝炎传染的重要途径，但目前宫内传播的发生机制尚不明确。新生儿常规接种乙型肝炎疫苗和免疫球蛋白后，95％以上会产生保护性抗体不会感染乙肝病毒，但 5％的患儿是否就是因为宫内传播引起的，目前尚无定论。

169. 是不是转氨酶越高，病情越重?

丙氨酸氨基转移酶［谷丙转氨酶（ALT）］和天冬氨酸氨基转移酶［谷草转氨酶（AST）］是反映肝脏炎症活动程度的指标。它们存在于肝细胞内，当肝细胞膜受到损伤时，可明显升高。但转氨酶升高和病情程度不完全呈正比。如急性肝炎转氨酶升高至上千，但其他指标包括胆红素、白蛋白、凝血功能正常，表明肝损害并不严重，经治疗大多可恢复正常。慢性肝炎患者转氨酶轻度升高，但胆红素、白蛋白、凝血功能等出现明显异常时，说明肝损害较重。因此，临床上判断病情轻重，必须结合其他指标综合判断。此外长期检测转氨酶水平对于慢性肝炎患者更为重要。

170. 饮酒对乙型肝炎患者有何危害?

对于乙型肝炎患者饮酒无异于"雪上加霜"。因为酒精主要在肝脏代谢，而且在代谢途中的中间产物乙醛也会造成肝细胞变性坏死，这对于乙型肝炎患者是极为不利的。而且，酒精进入人体后可诱导肝细胞变性、坏死等，抑制肝细胞再生和修复，进而导致肝硬化和肝癌的发生。此外，酒精还可以破坏防御系统，降低免疫力，这对肝病患者的病情恢复极为不利。所以，乙型肝炎患者要保持病情稳定，必须绝对戒酒，即使少量饮酒也会对肝细胞造成损害。

171. 剖宫产是不是可以减少乙肝病毒母婴传播的概率?

既往认为，自然分娩因子宫收缩导致胎盘绒毛血管破裂，血液渗透到婴儿体内，导致母婴传播。故有妇产科医生推荐剖宫产减少乙型肝炎病毒传播，但目前仍缺乏严格的医学依据。近期有回顾性的研究表明，与自然分娩相比，选择性的剖宫产能够降低母婴传播的概率，但还需要进一步的临床研究。无论是哪种生育方式，最有效地降低母婴传播的方式就是采用乙型肝炎疫苗联合免疫球蛋白联合免疫。

172. 孕妇注射乙型肝炎免疫球蛋白能减少母婴传播吗?

不能。其实"大三阳"母亲血液中，每毫升中含有几十万到几亿个病毒，而且病毒还在感染肝细胞内不断复制进入血液，因此，在妊娠晚期注射乙型肝炎免疫球蛋白只是杯水车薪，不可能降低乙型肝炎病毒含量，而且乙型肝炎免疫球蛋白在孕妇体内与乙型肝炎表面抗原结合成免疫复合物，不能透过胎盘屏障进入胎儿体内，因此，对新生儿没有保护作用。正确的做法应该是给新生儿注射乙型肝炎疫苗和免疫球蛋白。所以，对于乙型肝炎病毒感染的孕妇不必应用乙型肝炎免疫球蛋白。

173. 有没有能使乙型肝炎完全转阴的药物?

通常患者认为乙型肝炎完全转阴，从医学角度上讲就是乙型肝炎治愈，而不是让乙肝五项检验结果全部变为阴性。慢性乙型肝炎患者每年有1％的人不治疗也会出现治愈，成人急性感染乙型肝炎有90％以上可能自然治愈。就目前治疗而言，乙型肝炎的抗病毒治疗能治愈乙型肝炎的可能性极小，总体不超过10％，因此，目前没有能使乙型肝炎完全转阴的药物。

174. 乙型肝炎病毒既往感染已恢复（自愈），还会发展成肝硬化和肝癌吗?

感染过乙型肝炎病毒，但已经自愈，就不会成为慢性乙型肝炎患者，因此，不会有乙型肝炎病毒导致肝硬化和肝癌的风险。但如果是因为应用免疫抑制药或化疗时，机体免疫力低下，一部分患者可能发生活动性乙型肝炎。如果没有清除乙型肝炎病毒，则有可能发展成为肝硬化和肝癌。

175. 细胞治疗乙型肝炎有效吗?

目前尚不完全确定。细胞治疗是最近兴起的治疗新技术，是利用某些具有特定功能的细胞特性，采用生物工程获取和（或）体外扩增、特殊培养等处理后，使其具有增强免疫、杀死病原体和肿瘤细胞，促进组织器官再生的治疗功效。

对于乙型肝炎治疗而言，通过提取血液中的免疫细胞进行培养、增殖、恢复等对血液和肝细胞内的乙型肝炎病毒起到杀伤作用。细胞治疗对于乙型肝炎治疗领域，目前还处于实验研究阶段，由于细胞治疗还有许多亟待解决的问题，国际上无任何国家批准应用于临床治疗。

（张　敏　周　霞　贺　希　汤汝佳　张达利　陈金旭）

第2章 | 丙型肝炎

1. 丙型肝炎病毒有几种基因型，我国最常见的基因型是什么？

丙型肝炎病毒（hepatitic C virus，HCV）分为 6 个（1~6）主要基因型，各型又由若干亚型（a，b，c）组成。我国最常见的基因型是 1b 和 2a 基因型。HCV 基因型与干扰素治疗应答存在相关性。

2. 丙型肝炎病毒的主要传播方式是什么？

丙型肝炎病毒主要经血液传播，包括：①经输血和血制品传播。②经破损的皮肤和黏膜传播。共用剃须刀、共用牙刷、文身等也是 HCV 潜在的经血传播方式。另外 HCV 也可经性接触和母婴传播。拥抱、接吻、共用餐具和水杯、无皮肤破损及血液暴露的接触一般不传播 HCV。

3. 丙型肝炎抗病毒治疗的目标是什么？

抗病毒治疗的目标是清除 HCV，获得治愈，清除或减轻 HCV 相关肝损害，阻止进展为肝硬化、失代偿期肝硬化、肝功能衰竭或肝癌，改善患者的长期生存率，提高患者的生活质量。

4. 丙型肝炎抗病毒治疗的适应证和现状如何?

所有 HCV-RNA 阳性的患者,只要有治疗意愿,无治疗禁忌证,均应接受抗病毒治疗。

直接抗病毒药物（directly acting antivirals,DAAs）上市之前,聚乙二醇化干扰素 α（PegIFN-α）联合利巴韦林（RBV）的方案（PR）仍是我国现阶段 HCV 现症感染者抗病毒治疗的主要方案,可应用于所有基因型 HCV 感染同时无治疗禁忌证的患者。

以 DAAs 为基础的抗病毒方案包括 1 个 DAA 联合 PR,DAAs 联合利巴韦林,以及不同 DAA 联合或复合制剂。目前临床研究暂未有关于 DAAs 药物绝对禁忌证的报道,因此上述DAAs 的三种方案可以涵盖几乎所有类型的 HCV 现症感染者的治疗。

5. 基因 1 型或基因 6 型慢性丙型肝炎的干扰素联合利巴韦林治疗方案如何?

• 首先推荐使用聚乙二醇化干扰素联合利巴韦林治疗,基本疗程为 48 周。

• 普通干扰素 α 联合利巴韦林方案:普通干扰素 α 300 万～500 万单位,隔日 1 次肌内注射或皮下注射,联合口服利巴韦林 1000 毫克/天,建议治疗 48 周。

• 不能耐受利巴韦林不良反应的治疗方案:可单独使用聚乙二醇化干扰素 α 或普通干扰素 α,方法同上,或在医生指导下使用 DAAs 治疗。

6. 基因 2 型、基因 3 型慢性丙型肝炎的干扰素联合利巴韦林治疗方案如何?

• 聚乙二醇化干扰素联合利巴韦林：是首选治疗方案，利巴韦林剂量为 800 毫克/天。但若患者存在低应答的基线因素，如胰岛素抵抗、代谢综合征、重度肝纤维化或肝硬化，利巴韦林应根据体重给药。

• 普通干扰素 α 联合利巴韦林方案：普通干扰素 α 300 万单位，每周 3 次肌内注射或皮下注射，联合口服利巴韦林 800～1000 毫克/天，治疗 24～48 周。

• 不能耐受利巴韦林不良反应的治疗方案：可单独使用聚乙二醇化干扰素 α 或普通干扰素 α，方法同上，或在医生指导下使用 DAAs 治疗。

7. 接受干扰素联合利巴韦林治疗方案过程中如何随访和监测?

• 治疗前：应检测肝肾功能、血常规、甲状腺功能、自身抗体、血糖、尿常规、眼底，可检测 IL-28B 基因分型。

• 治疗期间：每个月检测 ALT，治疗结束后 6 个月内每 2 个月检测 1 次。

• 治疗中：应采用敏感、准确的 HCV-RNA 检测方法，在基线、治疗 4 周、12 周、24 周、48 周以及治疗结束后 24 周，检测 HCV-RNA 水平。

• 其他不良反应的监测。

8. 什么是直接抗病毒药物（DAAs），其治疗的适应证是什么?

HCV 生活周期中病毒蛋白靶向特异性治疗的许多小分子化合物得到了迅速发展，提高了抗病毒疗效，这些药物统一命名为抗 HCV 的直接抗病毒药物（DAAs）（表 2-1）。含 DAAs 方案尤其适用于 PR 治疗后复发或对 PR 应答不佳的患者。初治患者也可以考虑使用含 DAAs 的方案，以缩短疗程，增加耐受性，提高持续病毒学应答率。有的 DAAs 联合方案适用于所有基因型 HCV 感染人群，有的仅适用某些基因型。DAAs 适应证同时受疾病状态与药物相对禁忌证的影响。部分 DAAs 代谢产物对肾功能影响暂未确定。DAAs 药物是否适用于儿童患者也暂未确定。

表 2-1　2015 年美国、欧盟及部分亚太国家批准上市的治疗丙型肝炎药物

类别	药名	规格	使用剂量
NS3/4A 蛋白酶抑制药	Simeprevir	150 毫克，胶囊	1 粒，早上服用
NS3/4A 蛋白酶抑制药	Asunaprevir	150 毫克，胶囊	1 粒，早晚服用
NS5A 抑制药	Daclatasvir	30 毫克或 60 毫克，片剂	1 片，早上服用
NS5B 聚合酶核苷类似物抑制药	Sofosbuvir	400 毫克，片剂	1 片，早上服用

续表

类别	药名	规格	使用剂量
NS5B 聚合酶核苷类似物抑制药/NS5A 蛋白抑制药	Sofosbuvir/ledipasvir	400 毫克，Sofosbuvir，90 毫克，ledipasvir，片剂	1 片，早上服用
NS3/4A 蛋白酶抑制药/NS5A 抑制药/CYP3A4 强力抑制药	Paritaprevir/ombitasvir/ritonavir	75 毫克，Paritaprevi，12.5 毫克，Ombitasvir，50 毫克 Ritonavi，片剂	2 片，早上服用
NS5B 聚合酶非核苷类似物抑制药	Dasabuvir	250 毫克，片剂	1 片，早晚服用

9. 直接抗病毒药物（DAAs）如何治疗初治和经治患者?

　　不同 HCV 基因型患者，采用的 DAA 治疗方案以及疗程不同。因此，患者进行 DAA 抗病毒治疗前，一定要检测 HCV 基因型。甚至针对基因 1 型患者，需要区分为是 1a 型还是 1b 型。下面表格总结了初治以及既往 PR 治疗失败的肝硬化和无肝硬化患者的治疗方案（表 2-2 和表 2-3）。

表 2-2 初治以及既往 PR 治疗失败的无肝硬化患者的治疗方案

治疗方案	基因 1a 型	基因 1b 型	基因 2 型	基因 3 型	基因 4 型	基因 5/6 型
PegIFN-αRBV	48 周或 72 周		24 或 48 周	24 或 48 周	48 周或 72 周	48 周或 72 周
PegIFN-αRBV 和 Simeprevir	12 周。初治/复发再单独应用 PegIFN-α 和 RBV 治疗另 12 周（总疗程 24 周）；既往应答部分应答或无应答者应治疗另 36 周（总疗程 48 周）		不适用	不适用	12 周。初治/复发再单独应用 PegIFN-α 和 RBV 治疗另 12 周（总疗程 24 周）；既往部分应答或无应答者应治疗另 36 周（总疗程 48 周）	不适用
PegIFN-αRBV 和 Sofosbuvir	12 周		12 周	12 周	12 周	12 周
Sofosbuvir 和 RBV	不适用		12 周	24 周	不适用	不适用
Sofosbuvir 和 Ledipasvir	8~12 周不联合 RBV		不适用	不适用	12 周不联合 RBV	12 周不联合 RBV

续表

治疗方案	基因 1a 型	基因 1b 型	基因 2 型	基因 3 型	基因 4 型	基因 5/6 型
Ritonavir-pari-taprevir, Ombitasvir 和 Dasabuvir	12 周联合 RBV	12 周不联合 RBV	不适用	不适用	不适用	不适用
Ritonavir-pari-taprevir 和 Ombitasvir	不适用		不适用	不适用	12 周联合 RBV	不适用
Sofosbuvir 和 Simeprevir	12 周不联合 RBV	12 周不联合 RBV	不适用	不适用	12 周不联合 RBV	不适用
Sofosbuvir 和 Daclatasvir	12 周不联合 RBV	12 周不联合 RBV	12 周不联合 RBV	12 周不联合 RBV	12 周不联合 RBV	12 周不联合 RBV
Asunaprevir 和 Daclatasvir	不适用	24 周不联合 RBV	不适用	不适用	不适用	不适用

表 2-3　初治以及既往 PR 治疗失败的肝硬化患者的治疗方案

治疗方案	基因 1a 型	基因 1b 型	基因 2 型	基因 3 型	基因 4 型	基因 5/6 型
PegIFN-αRBV 和 Simeprevir	12 周	12 周。初治/复发再单独应用 PegIFN-α 和 RBV 治疗另 12 周（总疗程 24 周）；既往部分应答或无应答者应治疗另 36 周（总疗程 48 周）	不适用	不适用	12 周。初治/复发再单独应用 PegIFN-α 和 RBV 治疗另 12 周（总疗程 24 周）；既往部分应答或无应答者应治疗另 36 周（总疗程 48 周）	不适用
PegIFN-αRBV 和 Sofosbuvir	12 周	12 周	12 周	12 周	12 周	12 周
Sofosbuvir 和 RBV	不适用	不适用	16～20 周	不适用	不适用	不适用
Sofosbuvir 和 Ledipasvir	12 周联合 RBV，或 24 周不联合 RBV，或 24 周联合 RBV（有疗效预测不佳因素）	12 周联合 RBV，或 24 周不联合 RBV，或 24 周联合 RBV（有疗效预测不佳因素）	不适用	不适用	12 周联合 RBV，或 24 周不联合 RBV（有疗效预测不佳因素）	12 周不联合 RBV，或 24 周联合 RBV（有疗效预测不佳因素）

续表

治疗方案	基因 1a 型	基因 1b 型	基因 2 型	基因 3 型	基因 4 型	基因 5/6 型
Ritonavir-paritaprevir, Ombitasvir 和 Dasabuvir	24 周联合 RBV	12 周联合 RBV	不适用	不适用	不适用	不适用
Ritonavir-paritaprevir 和 Ombitasvir	不适用		不适用	不适用	24 周联合 RBV	不适用
Sofosbuvir 和 Simeprevir	12 周联合 RBV，或 24 周不联合 RBV	12 周联合 RBV，或 24 周不联合 RBV	不适用	不适用	12 周联合 RBV，或 24 周不联合 RBV	不适用
Sofosbuvir 和 Daclatasvir	12 周联合 RBV，或 24 周不联合 RBV	12 周联合 RBV，或 24 周不联合 RBV	12 周不联合 RBV	24 周联合 RBV	12 周联合 RBV，或 24 周不联合 RBV	
Asunaprevir 和 Daclatasvir	不适用	24 周不联合 RBV	不适用	不适用	不适用	不适用

（段学章 张 弢）

第3章 | 肝 硬 化

▶ 1. 肝硬化的定义和分型如何？

肝硬化是一种由肝炎引起的慢性、进行性、弥漫性肝病，在我国乙型肝炎病毒感染是其最常见病因。其病理特点为广泛的肝细胞变性、坏死，组织弥漫性纤维化，假小叶和再生结节形成，正常肝小叶结构严重破坏，导致肝脏逐渐变形、变硬而形成肝硬化。临床表现可有多系统损害，但以肝功受损和门脉高压为主要表现，早期可无明显症状，晚期常并发消化道出血、肝性脑病、继发感染和肝肾综合征等严重并发症，危及生命。具体分型如下。

◎ **按病原学分类**：在我国，病毒性肝炎后肝硬化是最常见原因，包括乙型肝炎、丙型肝炎或丁型肝炎病毒感染；其次为酒精性肝硬化及血吸虫性肝硬化；其他如胆汁淤积、心血管系统疾病、药物及毒物性损伤、非酒精性脂肪性肝炎、自身免疫性肝病、遗传代谢性肝病等亦可引起肝硬化。

◎ **按病理形态学分类**

• 小结节性肝硬化：结节大小较均匀，直径3~5毫米，一般不超过1厘米，纤维隔较窄、均匀。

• 大结节性肝硬化：结节较粗大、且大小不一，直径一般超过3毫米，最大可达5厘米，结节常由多个小叶构成，纤维隔宽窄不一，一般较宽。此型多由大片肝坏死引起。肝炎肝硬化多属此型。

- 大小结节混合性肝硬化：为上述两类的混合。
◎ **按病理组织学分类：**
- 活动性肝硬化：肝硬化同时伴有碎屑状坏死。可以存在于汇管区周围及纤维间隔和肝实质交界处，肝细胞有灶性坏死及炎症反应。
- 静止性肝硬化：假小叶周围间隔内炎细胞少，间质和实质界限清楚。
◎ **按肝功能代偿情况分类：**①代偿期肝硬化；②失代偿期肝硬化。不足之处是有的患者两期分界并不明显，或有重叠现象。

2. 肝硬化是怎样发展来的?

肝硬化是慢性肝炎的发展结果，是由各种病因所致的肝脏慢性、进行性改变，其特点是一种或数种病因反复、长期损伤肝细胞，导致肝细胞变性和坏死，出现纤维组织弥漫性增生。同时肝细胞再生，形成再生结节，正常肝小叶结构和血管遭到破坏，形成假小叶。从病理学角度，也可以说，肝硬化是肝纤维化发展的结果。

代偿期肝硬化可以没有任何症状，失代偿期的肝硬化则伴有门脉高压症，如出现腹水、静脉曲张、脾功能亢进、肝性脑病等。

3. 肝纤维化和肝硬化有何关系?

◎ **从病因来说：**肝纤维化与肝硬化可以由相同的病因引起。如常见的乙型病毒性肝炎在持续肝细胞的炎症破坏后可导致汇管区、肝小叶内大量纤维组织增生和沉积，进而可形成假小叶、大小结节和肝硬化。
◎ **从发病过程来看：**肝纤维化是通向肝硬化的桥梁。肝硬化是肝纤维化单种或多种病因进一步发展的结果。肝硬化是多种肝脏损伤的终末期表现。因此，肝纤维化和肝硬化是连续的发生、发展过程，两者不易截然分开。

◎ **从肝组织病理来看**：肝纤维化和肝硬化是两个不同的病理名称。它们是，慢性肝病在疾病演变过程中不同的两个病理阶段。

◎ **肝纤维化的特征**：肝脏内纤维结缔组织呈过度沉积，是纤维合成和降解不平衡的结果，也是肝损伤后的一种修复反应。病理表现是汇管区和肝小叶内大量纤维组织增生，但未形成小叶间隔。

◎ **肝硬化的病理特征**：肝内假小叶形成，中心静脉区和汇管区出现间隔，肝内正常结果遭受破坏，B超提示小结节和大结节形成。

4. 肝硬化如何分期？有何意义？

肝硬化临床上分为肝硬化代偿期（早期）和失代偿期（中晚期）。

◎ **肝硬化代偿期**：症状轻，缺乏特异性，常见有乏力、食欲缺乏。饭后上腹饱胀、厌油腻、肝区不适等，偶有腹泻或便秘，消瘦。症状间歇性出现，劳累时加重，休息或治疗后缓解。体征，一般状况好，面部轻度色素沉着，肝脏轻度肿大，表面光滑、质地偏硬。可有轻度压痛，少数患者可有脾大，肝功能在正常范围内或轻度异常。

◎ **肝硬化失代偿期**：主要为肝功能减退和门静脉高压所致的症状和体征。而脾脏会逐日增厚增大。主要有倦怠、乏力、食欲缺乏、腹胀、两胁胀痛，肝功能显著减退，肿大的肝脏常会缩小，可能伴有腹水、水肿、黄疸、发热等症状。

Child-Pugh 分级是临床上常用的肝功能分级方法之一，包括血清总胆红素、腹水、白蛋白、凝血酶原时间、肝性脑病五项不同程度的指标,分为 A、B、C 三级(表 3-1)。通常情况下代偿期肝硬化属于 Child-Pugh A 级,失代偿期肝硬化属于 Child-Pugh B、C 级。

临床分期对临床分析病情有较大帮助,不同的临床分期对患者的治疗方案制订及预后判断均有重大意义。代偿期肝硬化如能及时发现,对延长生命、提高生活质量有很重要作用,如发展至失代偿期肝硬化则治疗难度增大且肝硬化已很难逆转。有时患者两期分界并不明显,或有重叠现象。

表 3-1　Child-Pugh 分级

Child-Pugh 分级 临床及生化指标	1 分	2 分	3 分
总胆红素(微摩/升)	<34.2	34.2~51.3	>51.3
白蛋白(克/升)	>35	28~35	<28
凝血酶原时间延长(秒)	1~3	4~6	>6
腹水	无	轻度	中度以上、不易消退
肝性脑病	无	1~2 期	3~4 期

注:5~6 分为 A 级;7~9 分为 B 级;10~15 分为 C 级。

5. 什么是肝硬化代偿期? 有何临床表现?

肝硬化代偿期指肝硬化患者总体上肝功能尚可以满足人体的基本生理需要,即所谓可以代偿,一般属 Child-Pugh A 级。此期的肝硬化患者可有或无症状,一般症状较轻,可有轻度乏力、食欲缺乏、腹胀,或伴有便秘、腹泻或肝区隐痛,劳累后明显,少数患者可有肝掌或蜘蛛痣,脾脏可正常或轻度肿大。

无明显肝功能衰竭表现，白蛋白可降低，但仍高于 35 克/升，凝血酶原活动度多大于 60%。可有门静脉高压症，如轻度食管静脉曲张，脾大；但无腹水、肝性脑病、上消化道出血。

6. 什么是肝硬化失代偿期？有何临床表现？

肝硬化失代偿期指肝硬化患者肝功能和门静脉高压进一步恶化，肝功能不足以满足人体的基本生理需要，即进入失代偿期，一般属 Child-Pugh B、C 级。主要表现有乏力、食欲缺乏、腹胀、恶心、呕吐，还可有腹泻、牙龈、鼻腔出血，皮肤黏膜有紫斑或出血点，女性可有月经过多等。体征可见面色晦暗，皮肤或巩膜可有或无黄疸，亦可有肝掌、蜘蛛痣。肝脏早期肿大，晚期缩小、质硬，脾脏一般为轻度或中度肿大，亦有巨脾。晚期肝硬化多有腹水或伴有胸腔积液，以右侧胸腔积液多见，双侧次之，单纯左侧最少。有明显肝功能异常及失代偿征象，如白蛋白低于 35 克/升、凝血酶原活动度小于 60%，明显黄疸，胆红素大于 35 微摩/升，ALT 和 AST 升高。患者可出现腹水、自发性细菌性腹膜炎、肝性脑病或上消化道出血。

7. 肝硬化在其他系统的常见表现有哪些？

◎ **消化道系统**：肝硬化时，门静脉高压，可出现胃黏膜充血、水肿、糜烂等门脉高压性胃炎表现，以及慢性胃炎、十二指肠炎、慢性胆囊炎。消化性溃疡发病率也比一般人群高，为 20%～30%。患者可有食欲缺乏、恶心、呕吐、腹胀等症状。长期营养不良可致贫血、消瘦等。

◎ **内分泌系统**：代偿期肝硬化患者一般无内分泌系统症状及表现。肝硬化发展至失代偿期后，男性患者可出现性欲减退、睾丸萎缩、乳房发育等，女性患者可出现性欲减退、月经量少、停经和乳房萎缩等。因胰岛素抵抗，可出现糖耐量减低及糖尿病。肝硬化肝功能衰竭，可出现低血糖表现。

◎ **血液系统**：肝硬化患者，因营养不良、消化道出血等，可出现不同程度的贫血，大细胞正色素性贫血较多见。伴有脾功能亢进时，则有红细胞、白细胞、血小板减少。肝硬化时凝血因子合成减少，以及血小板数量减少，可出现鼻、牙龈、皮肤、黏膜等出血。

◎ **呼吸系统**：失代偿期肝硬化患者可因并发胸腔积液而出现胸闷、憋气，甚至呼吸困难等呼吸系统的症状。部分肝硬化患者可并发肝肺综合征，进行性呼吸困难是肝肺综合征最常见的肺部症状，直立性缺氧是肝肺综合征最重要的特征性表现。

◎ **泌尿系统**：当肝硬化病情发展至严重失代偿，尤其是有大量腹水时，可出现无器质性病变的肾功能衰竭，称之为肝肾综合征，是一种功能性肾功能衰竭。

◎ **神经系统**：肝性脊髓病是肝硬化患者常见的神经系统表现；本病常发生在多次发作肝性脑病或施行门脉分流术的失代偿期肝硬化患者，其主要临床症状为脊髓锥体束受损的表现，如双下肢进行性痉挛性截瘫，肌张力增高，腱反射亢进，病理反射阳性。肝性脊髓病发病原理尚未完全阐明，目前认为可能与肝解毒功能障碍、血氨增高所造成脑组织代谢障碍等有关。

8. 肝硬化时常用生化检查可发现哪些指标有异常？

◎ **转氨酶**：肝细胞受损时，肝细胞内丙氨酸氨基转移酶（ALT）与天冬氨酸氨基转移酶（AST）逸出，血清 ALT 与 AST 升高。ALT 在肝细胞质内合成，而 AST 在线粒体内合成。肝细胞损害较轻时，以 ALT 升高较为显著，当肝细胞严重坏死时，肝细胞内线粒体破坏，则 AST 可高于 ALT。

◎ **胆红素代谢**：静止型肝硬化，血清胆红素大多正常或轻度升高。活动性肝硬化，约半数以上患者血清胆红素有不同程度的升高，结合胆红素与总胆红素均有升高。

◎ **蛋白质代谢**：肝功能明显降低时，白蛋白合成减少，白蛋白降低，同时因肝巨噬细胞功能减退，不能清除血循环中内源性或肠源性抗原物质，后者刺激 B 细胞产生大量免疫球蛋白，因此血清中白蛋白降低而球蛋白升高，白蛋白与球蛋白比例降低或倒置。

◎ **胆碱酯酶（CHE）**：肝硬化失代偿期 CHE 活力明显下降，其降低程度与白蛋白大致平行，若白蛋白/球蛋白比例倒置伴 CHE 极度降低则提示预后不佳。

◎ **凝血酶原时间（PT）**：绝大多数凝血因子在肝脏内合成，当肝功能明显下降时，凝血因子合成减少，PT 则延长。代偿期肝硬化患者的凝血酶原时间多正常，失代偿期肝硬化患者凝血酶原时间可延长，活动性肝硬化或肝功能严重失代偿的患者则明显延长。

◎ **脂肪代谢**：肝功能代偿期，血中胆固醇多正常或偏低。在失代偿期总胆固醇特别是胆固醇脂常低于正常水平。在肝硬化代偿期或失代偿期，空腹和餐后血清结合胆酸均高于正常值。

◎ **甲胎蛋白**：肝硬化时 AFP 也可增高，活动性肝硬化患者增高尤为显著，AFP 增高表示有肝细胞坏死和再生。当肝功能好转后，AFP 逐渐下降至正常。AFP 长期增高应考虑癌变，正常值≤20 微克/升，一般 100 微克/升以上已有参考价值，400 微克/升以上对原发性肝癌诊断更有参考价值。

◎ **胆汁酸**：胆汁酸是胆汁的主要成分，肝硬化时肝胆汁酸升高。

9. 肝硬化如何诊断?

代偿期肝硬化（早期肝硬化）临床症状不典型，体征不明显，肝功能正常或基本正常，肝脾呈轻度肿大，不易与慢性肝炎鉴别，必要时可做肝活检病理学检查明确。失代偿期肝硬化（中晚期肝硬化）有明显的肝功能减退及门静脉高压症临床表现，一般容易判断。判断肝炎患者已发生临床肝硬化的主要依据有以下几点。

◎ **肝功能减退临床表现**：包括乏力、消瘦、面部无光泽、双下肢水肿、纳差、腹胀，终末期可出现中毒性肠麻痹；男性可出现性欲减退、乳房肿大，女性有月经不调、闭经等。

◎ **门静脉高压临床表现**：血白细胞、红细胞、血小板等指标减少，腹壁静脉曲张、痔核静脉形成，出现腹水、胸腔积液等表现。

◎ **内镜检查**：可发现食管-胃底静脉曲张及门静脉高压性胃病、结肠静脉曲张等。

◎ **B超检查**：肝脏缩小、脾脏增大、肝包膜不光滑、边缘呈锯齿状，肝内质地不均、可见结节形成，肝脏血流减少，流速减慢，门静脉增宽。

◎ **腹腔镜检查及开腹探查**：肝脏缩小，呈暗红色，表面有结节形成。

◎ **肝组织病理**：此为诊断金标准，表现为肝脏弥漫性纤维化伴肝细胞再生结节形成及假小叶形成。

特别提示：肝纤维化的进展以及肝硬化是连续的发生、发展过程，临床上有时不易截然分开。肝硬化临床诊断应在专业临床医师结合患者临床表现、实验室检查、影像学检查等做出综合判断。

10. 瞬时肝脏弹性测定（FibroScan）对肝硬化的诊断价值如何？

瞬时肝脏弹性测定（FibroScan）是近年发展的一种新技术，采用脉冲弹性波探测肝脏的硬度或弹性，以测定数值的高低来评价肝脏的硬度和弹性，以其无创、无痛、快速、直观的特点广受患者欢迎。但其测定成功率受肥胖、肋间隙大小等因素影响，其测定值受肝脏脂肪变、炎性坏死及胆汁淤积的影响。因此 FibroScan 测定值数值高并不一定意味着已经出现肝硬化。FibroScan 测定可作为病情参考的指标之一，具体诊断应由临床医师结合患者整体临床表现及化验检查做出综合判断。

11. 肝硬化患者的腹水是怎么产生的？

代偿期肝硬化患者多无腹水，一旦出现腹水，多提示患者可能进入失代偿期肝硬化。腹水形成原因较为复杂，目前尚未完全明确，主要与下列因素有关：①肝硬化门静脉压力升高，肝硬化后肝内血管迂曲变细，通过肝脏回流入下腔静脉的血流量减少，组织间液体吸收减少而漏入腹腔；②肝硬化患者白蛋白水平低下，导致血液胶体渗透压降低，导致组织液向腹腔外渗；③有效循环血量不足，造成肾脏相对缺血，从而激活肾素-血管紧张素-醛固酮系统，导致形成钠水潴留，肾小管对水的重吸收功能加强；④由于血液回流受阻，肝窦内压力升高，引起交感神经兴奋，抗利尿激素分泌增多，又进一步使钠水潴留，终致腹水形成。

▶ 12. 有腹水一定是肝硬化吗?

有腹水不一定就是肝硬化。所谓腹水，是指由各种原因引起的腹腔内游离液体的积聚。产生腹水的原因有很多，肝炎后肝硬化仅是常见的腹水产生的原因之一，其他原因还包括心血管疾病、肾脏疾病、腹膜疾病、营养障碍病、妇产科疾病、结缔组织病等，腹水产生的具体原因应由临床医师结合具体病情综合判定。

▶ 13. 肝硬化合并腹水一定是晚期肝硬化吗?

一般来说是这样的。肝硬化患者一旦出现腹水，临床分期就由代偿期进展至失代偿期，是病情加重或进展的表现，但不一定属于肝硬化终末期。如处于腹水早期，经过积极抗病毒、抗纤维化等综合治疗措施干预，仍然可以延长患者生存期，改善其生活质量，仍有可能改变临床的总体结局。如发展至顽固性腹水或伴有肝肾综合征，则属于疾病进展至终末期，如未能进行肝移植或失去肝移植时机，临床结局不佳，患者生存期较短。

▶ 14. 肝硬化合并腹水治疗的方法有哪些?

对腹水的治疗可根据患者的情况选用下列手段。

◎ **限制钠的摄入**：每日摄钠不超过 2000 毫克，不必严格限制水的摄入。如血清钠较低，需限制水的摄入，以每日摄水量不超过前一日尿量加 500 毫升为宜。

◎ **利尿药治疗**：一般口服螺内酯和呋塞米，联合使用，初始剂量宜小，后根据尿量酌情调整剂量。每日最大剂量为螺内酯

400 毫克、呋塞米 160 毫克。如口服效果不佳，可静脉注射使用呋塞米或托拉塞米，可取得较好的疗效。但以上治疗需注意防止电解质紊乱。

◎ **腹腔穿刺放腹水或腹水浓缩回输：**对于患者腹水量较大，临床症状明显，利尿治疗效果不理想的顽固性腹水，可行上述两种方法治疗。

◎ **腹腔-颈内静脉引流或经颈静脉肝内门体分流术：**对治疗顽固性腹水具有较好效果，但价格昂贵，且可诱发肝性脑病。腹水感染或疑有癌性腹水者，禁用。

15. 肝硬化合并腹水患者的饮食上需要注意什么？

肝硬化合并腹水患者除需要充分休息及药物治疗外，还需要通过科学饮食来达到营养治疗，目的是促进肝功恢复，改善症状。其饮食原则如下。

◎ **高蛋白饮食：**治疗肝硬化必须有充足的蛋白质，以保护肝细胞，并修复与再生肝细胞，每日供应蛋白质 100～130 克，鱼类、瘦肉、鸡蛋、乳制品、豆制品均是较为理想的优质蛋白质。但当患者出现肝功能衰竭或肝性脑病征象时，因为肝脏处理蛋白质功能减弱，应结合病情注意限制蛋白质的摄入量，防止肝性脑病发生。

◎ **高糖饮食：**充足的热量旨在保护和促进肝细胞的再生，主食应以米面为主，每日供给量应在 305～450 克。但过量摄入糖类易导致肥胖、糖尿病、血脂升高及心脑血管疾病，因此除主食外增加用糖量或吃甜食应慎重。

◎ **充足的维生素：**新鲜的蔬菜、水果富含多种维生素及矿物质、微量元素，保证充足的鲜果鲜菜供给十分重要。饮食中不能满足维生素摄入时可用维生素制剂补充。

◎ **适量脂肪摄入：**过多脂肪摄入会导致肝脏脂肪浸润，过少则有碍食欲，因此不宜过分限制，亦不能摄入过多，每日供给量不宜超过 60 克。

◎ **限制水和盐的摄入**：对于肝硬化合并腹水或水肿患者，要注意控制钠盐及水的摄入量，但长期限制钠盐摄入，则可能导致低钠血症，所以应设法增进患者食欲，如用少盐的小菜佐餐。

◎ **少量多餐**：每日可进餐 4～5 次，宜供给细软易消化、少刺激性的少渣饮食。禁食生硬粗糙、辛辣刺激性强、难以消化的食物。

◎ **绝对禁酒**：酒精可对肝细胞产生损害，属于禁忌之列。

16. 为什么要进行腹腔穿刺化验腹水？

腹腔穿刺化验腹水是临床常用的诊疗技术之一，有如下临床意义：①明确腹水性质，协助诊断。不同的腹水性质可协助诊断腹腔感染、肝脏肿瘤、结核病、肾脏病等不同的引起腹水的病因。②对于大量腹水或顽固性腹水患者，适量抽出腹水可减轻患者腹腔内压力，缓解腹胀、胸闷、呼吸困难等症状，减少静脉回流阻力，改善血液循环。③通过腹腔穿刺向腹腔内注入药物亦是某些疾病的治疗防治之一。故腹腔穿刺化验腹水对肝硬化合并腹水患者有重要意义，患者应在充分沟通病情的基础上配合临床医师工作。

17. 腹腔穿刺有哪些风险？

腹腔穿刺总体上是安全的，但由于医疗技术水平的局限性以及个人体质差异，任何检查治疗均存在一定风险，腹腔穿刺也不例外，主要存在如下风险。

• **局部感染或败血症**：局部穿刺点发生红、肿、热、痛，或全身感染如发热、寒战等。

- 局麻醉过敏，药物毒性反应。
- 穿刺部位局部血肿。
- 心血管症状：穿刺期间可发生高血压、脑血管意外、心律失常、心脏压塞、心跳呼吸骤停等。
- 穿刺及留置管失败。
- 术中、术后出血、渗液、渗血，损伤周围神经、动脉、静脉，致出血、血肿形成，可能需要行二次手术。
- 留置管折叠、折断、遗留、堵塞、滑脱等。
- 穿刺损伤肠管，穿透肠管致感染性腹膜炎。
- 穿刺损伤腹腔其他脏器，如膀胱、肝脏等。
- 腹腔留置管处窦道形成、腹膜粘连。
- 穿刺放液后可致血压下降或休克。
- 术后胃肠道出血，应激性溃疡，严重者死亡。
- 术中大出血，导致失血性休克，严重者死亡。
- 如果卧床时间较长可能导致肺部感染，泌尿系统感染，压疮，深静脉血栓及肺栓塞、脑栓塞等。
- 其他目前无法预计的风险和并发症。

18. 腹水短期内迅速增多可能有哪些原因?

肝硬化所引起的腹水通常是慢性过程，如伴有腹水短期内迅速增多，需考虑以下几种可能。

- 快速进展的肝病，如疾病迅速恶化，发生肝脏功能衰竭，可导致门脉压力短期内增加，肝脏合成功能迅速下降，血浆胶体渗透压下降，同时伴有抗利尿激素增加等，从而引起腹水的快速增多。
- 合并腹腔内感染，腹腔内感染可诱发机体的炎症反应，从而对肝功能造成影响，导致腹水的快速增多。
- 急性门静脉栓子，由肝硬化本身所形成的血栓或并发肝癌所形成的癌栓，都可以堵塞门静脉，从而导致门脉压力快速增加，引起腹水的迅速增多。

• Budd-Chiari 综合征（布加综合征）：是指肝静脉和（或）肝段下腔静脉阻塞和（或）狭窄所引起肝静脉和（或）下腔静脉血流受阻，进而继发门静脉高压和下肢静脉淤血等一系列临床症候群。伴有此病，也可出现短期内腹水迅速增多，可通过超声血管检查或腹部 MRI 等检查进一步明确诊断。

• 近期出现的严重营养不良，可导致血浆内蛋白水平下降，从而引起血浆胶体渗透压下降，导致腹水迅速增多。

19. 何谓顽固性腹水?

顽固性腹水的定义是：对限制钠的摄入和大剂量的利尿药（螺内酯 400 毫克/天、呋塞米 160 毫克/天）无效的腹水，或者治疗性腹穿放腹水后很快复发。其处理方法有以下几种。

• 持续大量腹腔放液加输注白蛋白是顽固性腹水的一线治疗方案，一次放腹水小于 5 升可不必输注白蛋白，如果大量放腹水，应每放 1 升腹水输注 8～10 克白蛋白。

• 经颈静脉肝内门体分流术（TIPS）能有效治疗顽固性腹水，但会增加肝性脑病风险，应在专业临床医师指导建议下进行。

• 顽固性腹水死亡率高，肝移植是最有效的治疗方案。

20. 药物治疗腹水效果不佳的话还有别的办法吗?

药物治疗腹水效果不佳通常见于复杂性腹水或顽固性腹水，对于此种情况，需明确是否合并其他病因，如腹腔感染、门脉栓子、严重低蛋白血症等，合并上述病因，需同时给予抗感染、抗凝、补充蛋白等方面的针对治疗。如单纯对药物不敏感，可采用以下方法。

◎ **腹腔穿刺放液**：张力性腹水可先行腹腔穿刺放液术，同时补充适当的白蛋白，而后给予足量利尿药。

◎ **腹水超滤回输**：此方法不仅放腹水，而且同时回输白蛋白。抽出的腹水经过腹水超滤回输系统的过滤之后，可将有害物质完全过滤掉，同时将对人体有益的白蛋白等物质回输到人体内。每次最多可引流 7500～8000 毫升腹水，可以一次性解除患者的腹水折磨，而且整个过程只需 2～3 小时。

◎ 上两种方法效果欠佳的患者，可考虑行 TIPS 治疗，TIPS 可有效治疗顽固性腹水，尤其是需要频繁行腹腔穿刺放液的患者，或是那些腹腔穿刺术无效的患者（如包裹性腹水）。TIPS 不推荐用于严重肝功能衰竭（血清胆红素＞5 毫克/分升、INR ＞2 或 Child-Pugh 评分＞11，当前肝性脑病≥2 级或慢性肝性脑病），伴活动性感染、进行性肾衰竭或严重心脏病的患者。

◎ **肝脏移植**：经上述方法，均无明显效果的患者，应考虑行肝脏移植手术。

21. 大量腹水腹胀难忍时可以穿刺放腹水吗？有什么风险？

此种情况，为了减轻腹胀症状，在征得患者同意的情况下，可以行腹腔穿刺放腹水。总体来说，腹腔穿刺是安全的，极少出现严重的并发症。但针对肝硬化患者，尤其对于合并严重凝血功能障碍、肠道胀气等情况，对于同时伴有高血压、心脏病的患者，风险相对较大。主要的风险如下。

• 局部感染或败血症：局部穿刺点发生红、肿、热、痛，或全身感染如发热、寒战等。

• 局麻醉过敏，药物毒性反应。

• 穿刺部位局部血肿。

- 心血管症状：穿刺期间可发生高血压、脑血管意外、心律失常、心脏压塞、心跳呼吸骤停等。

- 穿刺及留置管失败。

- 术中、术后出血、渗液、渗血，损伤周围神经、动脉、静脉，致出血、血肿形成，可能需要行二次手术。

- 留置管折叠、折断、遗留、堵塞、滑脱等。

- 穿刺损伤肠管，穿透肠管致感染性腹膜炎。

- 穿刺损伤腹腔其他脏器，如膀胱、肝脏等。

- 腹腔留置管处窦道形成、腹膜粘连。

- 穿刺放液后可致血压下降或休克。

- 术后胃肠道出血，应激性溃疡，严重者死亡。

- 术中大出血，导致失血性休克，严重者死亡。

- 如果卧床时间较长可能导致肺部感染，泌尿系统感染，压疮，深静脉血栓及肺栓塞、脑栓塞等。

- 其他目前无法预计的风险和并发症。

22. 经治疗腹水消退后还需要服用利尿药吗?

对于仍处于失代偿期肝硬化患者，腹水消退后，最好口服利尿药巩固治疗，以防腹水反复，经巩固治疗一段时间后反复复查，如腹水始终未出现，肝硬化情况稳定，方可停药。建议患者在临床医生指导下应用利尿药，避免自行调整药物剂量导致不良反应发生或影响病情。

23. 白蛋白水平低一定会产生腹水吗?

低蛋白血症是肝硬化患者出现腹水的主要原因之一，单纯的轻度蛋白水平下降，可不出现腹水。白蛋白主要由肝脏合成，肝硬化患者通常伴有肝脏合成功能下降，同时伴有门脉压升高、抗利尿激素与醛固酮等灭活功能降低等，此种情况下，一旦白蛋白水平偏低，则较易形成腹水。

24. 为什么有的肝硬化患者白蛋白水平正常却仍然有腹水？

低蛋白血症是肝硬化患者出现腹水的主要原因之一，但不是唯一原因，其他原因还有门静脉高压、钠和水潴留、抗利尿激素与醛固酮等灭活功能降低、肝静脉阻塞、腹膜炎症及恶性肿瘤等。因此，尽管有些患者白蛋白水平正常，但仍然会出现腹水。

25. 肝硬化患者的自发性腹膜炎是怎么回事？

自发性细菌性腹膜炎通常发生在肝硬化基础上原来就有腹水的患者，它的发生与机体免疫力下降以及肝病患者肠道细菌易位有关。定义为在没有已知的或怀疑腹内感染的外科原因，腹水培养阳性（通常是单一菌）和多形核中性粒细胞计数（PMN）≥250/立方毫米。

26. 肝硬化合并自发性腹膜炎有何症状？如何诊断？

大约87%的自发性细菌性腹膜炎患者有感染的症状和体征，常见的症状有发热（69%）、腹痛（59%）、精神状态改变（54%）、恶心、呕吐、寒战、腹泻等，体征有腹部触痛阳性、发热、低血压、心动过速等，化验可伴有血白细胞增高、氮质血症、高胆红素血症等。对于有上述症状和体征的患者，应尽快行腹水的诊断性穿刺，如腹水多形核中性粒细胞计数（PMN）

≥250/立方毫米或培养阳性，即可明确诊断。

27. 肝硬化合并自发性腹膜炎应怎样治疗?

在腹水培养结果出来之前，可根据腹水多形核中性粒细胞计数（PMN）≥250/立方毫米，参考有关腹水感染的致病细菌谱恰当选用广谱抗生素给予经验性治疗。自发性细菌性腹膜炎以革兰阴性杆菌感染为主，推荐经验性治疗使用三代头孢菌素，如头孢曲松钠、头孢噻肟等。腹水培养结果出来之后，应根据药敏结果给予敏感药物针对性治疗。建议患者在临床医师指导下进行治疗。

28. 腹腔穿刺化验腹水对自发性腹膜炎的诊断有何意义?

对于腹水原因的诊断，腹腔穿刺抽取腹水进行化验是目前最快速、最为经济有效的检查方法。通过化验腹水，可与其他原因导致的腹水相鉴别。同时，由于部分肝硬化合并自发性腹膜炎的患者无明显自觉症状或症状不典型，单靠临床症状有时很难诊断，化验腹水可帮助临床医生快速明确是否存在腹腔感染，给予及时治疗，延缓病情进一步恶化。一般来讲，虽然大部分肝硬化患者存在凝血障碍，但腹腔穿刺的并发症仅在 1% 左右，而严重并发症，包括腹腔出血、刺破肠管等的发生率仅在1/1000 左右，因此对于肝硬化合并腹水的患者，应行腹腔穿刺化验腹水以明确腹水的性质。

29. 为什么有的患者要反复多次进行腹腔穿刺化验腹水?

任何疾病的进程都处在动态变化之中,不是一成不变的。对于合并有腹水的患者,虽然第一次腹腔穿刺化验腹水没有明确感染,但由于肝硬化患者机体免疫力低下,肠道黏膜屏障功能减退,肠道内的细菌易于透过肠道黏膜,造成腹腔感染,因此在疾病发展的任何时候都可能会出现腹水的再次感染。当患者病情出现变化、治疗效果不佳,临床不能排除腹腔感染的情况下,有必要根据患者的具体情况,反复多次进行腹腔穿刺化验腹水。

30. 据说抗感染药物(抗生素)对肝肾功能有不良影响,还能选用吗?

许多抗感染药物均通过肝脏或肾脏排泄,可能会对肝肾有一定的不良影响。而且,由于肝硬化患者肝功能减退,肝血流量降低,胆汁分泌紊乱及血浆白蛋白与抗生素结合功能改变,也可影响抗生素的代谢过程,因此临床在选用抗生素时应谨慎小心。但并不说明抗感染药物不能在肝硬化患者中使用,首先,临床用药要判断利弊,在利大于弊的情况下,应当使用;其次,肝硬化患者一旦出现感染,会对肝脏造成进一步损伤,导致肝脏功能严重损坏,严重可导致肝功能衰竭,以致死亡,因此在患者出现感染的情况下,应当使用。再者,部分肝硬化患者易于发生感染,尤其是患者肝、肾功能差,既往发生过腹膜炎者,常见感染部位为腹腔,细菌大多来源于肠道,对于此类患者,可采用口服肠道非吸收抗菌药物预防感染发生。

在对于肝硬化患者抗菌药物使用方面,应严格把握适应证,掌握药物的不良反应，根据患者的肝、肾功能及抗菌药物在体内的代谢情况，选择合适的抗菌药物、使用方法、剂量和疗程等。

31. 肝硬化腹水患者平时如何预防腹腔感染？

肝硬化患者发生腹腔感染，细菌大多来源于肠道，因此防止肠道内细菌透过肠壁进入腹腔可预防腹腔感染。首先，肝硬化患者应注意饮食卫生；再者，可对一些易于发生腹腔感染的高危人群采用预防性地使用抗生素。高危人群主要包括：①出现急性消化道出血的患者；②既往未发生过腹膜炎，但腹水中总蛋白含量低；③既往发生过腹膜炎的患者。

美国 AASLD 指南推荐：急性消化道出血的患者，应预防性地使用抗菌药物防止感染的发生。发生过自发性腹膜炎的患者应长期口服诺氟沙星预防再次感染的发生，而对于肝硬化合并腹水，既往未发生过腹膜炎的患者，如腹水总蛋白＜15 克/升并伴有肾功能受损（肌酐≥106 微摩/升、尿素氮≥25 毫克/分升或血钠≤130 毫摩/升）或伴有有肝功能衰竭（Child 评分≥9 以及总胆红素≥3 毫克/分升）也应给予口服抗感染药物预防感染发生。

32. 肝硬化患者的肝肾综合征是怎么回事？

肝肾综合征是晚期肝硬化的严重并发症，主要表现为难治性腹水、黄疸程度不一，发病前部分患者存在一定诱因，如强烈利尿、大量腹腔穿刺放腹水、消化道出血、严重感染及电解质紊乱等。其发病机制目前还不完全清楚，主要有血流动力学异常、缩血管系统增加以及舒血管因子活性增加等因素。

肝肾综合征的诊断标准包括：①肝硬化合并腹水；②血肌

酐＞1.5毫克/分升；③停用利尿药2天并给予白蛋白扩容后，肾功能无明显好转（肌酐＜1.5毫克/分升）；④无休克；⑤最近无使用肾毒性药物；⑥排除肾实质疾病。

　　肝肾综合征分为2型：Ⅰ型进展迅速，血肌酐在2周内增高1倍，达2.5毫克/分升或24小时肌酐清除率下降50％，达20毫升/分钟。Ⅱ型进展较为缓慢。

33. 肝肾综合征有哪些药物可以治疗？

　　目前对于Ⅱ型肝肾综合征无有效治疗药物。对于Ⅰ型患者，可采用白蛋白扩容及血管收缩药物进行治疗。血管收缩药物主要有去甲肾上腺素、特利加压素、奥曲肽以及米多君等。

34. 肝肾综合征的非药物治疗方法有哪些？

　　肝肾综合征非药物治疗方法主要有经颈静脉肝内门体分流术（transjugular intrahepatic portal-systemic shunt，TIPS）、血液透析以及肝移植。TIPS通过降低门脉压可改善肝肾综合征的肾功能，可用于不能接受血管收缩药物治疗的患者，但需要更多的临床研究比较血管收缩药物和TIPS的临床效果。血液透析治疗肝肾综合征无效，主要用于肾功能障碍后出现的氮质血症、维持机体内电解质平衡以及高血容量等。肝移植可用于治疗Ⅰ型和Ⅱ型肝肾综合征，对于Ⅰ型肝肾综合征，肝移植后存活率为65％，主要原因在于移植前肾功能不全是导致肝移植后生存率下降的主要原因。对于采用透析治疗超过8周的患者，可考虑采用肝肾联合移植。

▶ 35. 何谓乙肝相关性肾炎?

　　乙肝相关性肾小球肾炎是指由乙型肝炎病毒（HBV）直接或间接诱发的肾小球肾炎。

　　我国是 HBV 感染的高发区，人群 HBV 携带率高达 15%，而乙肝相关性肾炎的发生率占 HBsAg 阳性者的 23%～65%。乙型肝炎病毒与肾炎在发病机制上的联系尚未完全清楚，可能与乙型肝炎病毒抗原体复合物沉积于肾小球引起免疫损伤、病毒直接感染肾脏细胞、乙型肝炎病毒感染导致自身免疫致病有关。乙型相关肾炎主要表现为膜性肾病及膜增生性肾炎。临床上乙肝相关性肾炎患者在发病前或发病时，肯定有乙肝病毒感染或乙型肝炎病史。乙肝表面抗原、乙肝 e 抗原或乙肝核心抗体持续阳性或乙肝脱氧核糖核酸曾多次阳性，伴或不伴转氨酶升高，有血尿、水肿、高血压等肾炎表现或表现为肾病综合征。症状不典型，常伴肝脏肿大，病情多变，起病时以肾炎表现为主，一段时间后又转为以肾病表现为主，无一定规律可循。血清补体正常或降低，循环免疫复合物阳性，有的在肾小管内皮细胞中找见乙肝病毒，肾穿刺活检或免疫电镜可协助确诊。

　　目前国际上对 HBV 相关肾炎并无统一的诊断标准。试用下列 3 条对 HBV 相关肾炎进行诊断：①血清 HBV 抗原阳性；②膜性肾病或膜增生性肾炎，并除外狼疮性肾炎等继发性肾小球疾病；③肾组织切片上找到 HBV 抗原。

　　HBV 相关肾炎的治疗原则：①降低尿蛋白；②防治再发；③保护肾功能及延缓肾脏病进展。由于乙型相关肾炎为 HBV 所致，因此有 HBV 病毒活动复制（如 HBV-DNA 复制指标阳性）的证据时应积极抗病毒治疗。HBV 病毒复制阴转后，部分 HBV 相关肾炎患者蛋白尿也可减轻甚至阴转。有人试用糖皮质激素联合免疫抑制药治疗 HBV 相关肾炎，在减少尿蛋白上有时

虽可获得短期效果，但多数无效。而免疫抑制治疗可延迟 HBV
中和抗体的产生、促进 HBV-DNA 复制而加重病情。只有严重
低蛋白血症和大量蛋白尿且病毒复制指标阴性时才可应用。用
药时需要监测 HBV 复制指标。

36. 何谓肝性脑病? 与肝昏迷是一回事吗?

肝性脑病是由急、慢性肝功能衰竭或各种门-体分流引起的、
以代谢紊乱为基础的、并排除了其他已知脑病的中枢神经系统
功能失调综合征。该综合征具有潜在的可逆性。临床上可以表
现为程度和范围较广的神经精神异常，从只有用智力测验或电
生理检测方法才能检测到的轻微异常，到人格改变、行为异常、
智力减退，甚至发生不同程度的意识障碍。过去所称的肝昏迷，
只是肝性脑病中程度相当严重的一期，并不能代表肝性脑病的
全部。

37. 诱发肝性脑病的常见原因有哪些?

肝性脑病常见的诱因如下。

• 摄入过量的含氮食物：慢性肝功能不全或伴有门体分流
的患者对蛋白质食物的耐受性较差，尤其是动物蛋白，进食过
多，蛋白在肠道被细菌分解，产生大量氨及芳香族氨基酸，而
诱发肝性脑病。口服铵盐、尿素、蛋氨酸等使含氮物质吸收增
加，也可使血氨升高而诱发肝性脑病。

• 消化道大出血：致肠道内大量积血（每 100 毫升血相当
于食入 15～20 克蛋白），可使肠道产氨增加，同时由于血液中
缺乏异亮氨酸，当积血被消耗吸收后，血中亮氨酸、缬氨酸增
加；刺激支链氨基酸脱氢酶活性增加，使血中支链氨基酸分解
增加，加重了支链氨基酸/芳香族氨基酸比例的失衡。失血后血

容量不足，脑缺血、缺氧，还可增加中枢神经系统对氨及其他毒性物质的敏感性。

• 感染：如自发性腹膜炎、肺炎、尿路感染、菌血症等，可增加组织分解，代谢产氨增多；同时可继发内毒素血症，可加重肝损伤，增加血脑屏障的通透性，促发肝性脑病。

• 电解质紊乱：低血钠能影响细胞内外渗透压而导致脑水肿，诱发肝性脑病；低血钾常合并代谢性碱中毒，常由于大量利尿或放腹水引起碱中毒，体液中 H^+ 减少，NH_4^+ 容易变成 NH_3，有利于肠道氨的吸收及血氨通过血脑屏障诱发肝性脑病。

• 氮质血症：各种原因所造成的血容量不足，厌食、腹泻或限制液体用量、应用大量利尿药或大量放腹水，而发生肾前性氮质血症；肝肾综合征或其他原因所致的肾性氮质血症，均可导致血氨升高。

• 便秘：使肠道来源的氨及其他毒性物质与肠黏膜的接触时间延长，吸收增加。

• 低血糖：可使脑内脱氨作用降低。

• 门体分流：如自发性门体分流、手术进行分流或进行经颈静脉肝内门体分流术（TIPS）后，使从肠道来源的氨及其他毒性物质绕过肝脏直接进入体循环，而致其血液浓度升高。

• 镇静药：镇静、催眠药可直接与脑内 GABA-苯二氮䓬受体结合，对大脑产生抑制作用。

38. 肝性脑病有哪些临床表现？

肝性脑病的临床表现因基础病的性质、肝细胞损伤的程度、快慢及诱因的不同很不一致。且和其他代谢性脑病比并无特异性。急性肝功能衰竭相关的肝性脑病发生在暴发性肝功能衰竭基础上，常在起病数日内由轻度的意识错乱迅速陷入深昏迷，甚至死亡，而无明确诱因，并伴有急性肝功能衰竭的表现，如黄疸、出血、凝血酶原活动度降低等。慢性肝病、肝硬化基础上的肝性脑病以慢性反复发作的性格、行为改变甚至木僵、昏迷为特征，常伴有肌张力增高、腱反射亢进、扑翼征、踝阵挛阳性或巴宾斯基征阳性等神经系统异常。多数患者在初期为复发型，随后症状转为持续型。常有进食蛋白等诱因，亦可以是自发的或因停用治疗肝性脑病的药后发生，除脑病表现外，还常伴有慢性肝损伤、肝硬化等表现。轻微型肝性脑病常无明确的临床症状，只有通过神经心理及智能测试才能测出。

＞39. 肝性脑病的治疗方法有哪些?

肝性脑病是多种因素综合作用引起的复杂代谢紊乱，应从多个环节采取综合性的措施进行治疗。并根据临床类型、不同诱因及疾病的严重程度设计不同的治疗方案。

◎ **去除诱因**：慢性肝病、肝硬化基础上的肝性脑病多有各种各样的诱因。积极寻找诱因并及时排除可有效阻止肝性脑病的发展。如食管曲张静脉破裂大出血后可发展成肝性脑病，积极止血、纠正贫血、清除肠道积血等有利于控制肝性脑病；积极控制感染、纠正水电解质紊乱、消除便秘、改善肾功能等亦为控制肝性脑病所必需的基础治疗。

◎ **对症及支持治疗**：肝性脑病患者往往食欲缺乏或已处于昏迷状态，不能进食，需要积极给予营养支持。

◎ **针对发病机制采取措施**：包括减少肠道内氨及其他有害物质的生成和吸收（清洁肠道、降低肠道 pH，抑制肠道细菌生长等）、促进氨的代谢、拮抗假性神经递质、改善氨基酸平衡等。

◎ **饮食**：对于轻微肝性脑病可通过调整饮食结构，适当减少蛋白摄入量；可试用不吸收双糖如乳果糖、乳梨醇等；睡眠障碍者切忌用苯二氮䓬类药物，以免诱发临床型的肝性脑病。

◎ **基础疾病的治疗**：积极治疗基础疾病可从根本上防治肝性

脑病。对于内科治疗不满意的各种顽固性、严重肝性脑病,原位肝移植是一种有效的手段。

40. 肝性脑病患者在饮食方面需要注意些什么?

传统的观念认为限制蛋白饮食可减少肠道产氨、防止肝性脑病的恶化。但近来研究发生,肝硬化、肝性脑病患者常常伴有营养不良,严格限制蛋白摄入虽能防止血氨升高,但可使患者的营养状况进一步恶化,加重肝损害、增加死亡的风险。而正氮平衡有利于肝细胞再生及肌肉组织对氨的脱毒能力。

蛋白种类以植物蛋白为主,其次是牛奶蛋白。因植物蛋白含甲硫氨酸和芳香族氨基酸较少,而支链氨基酸较多,且能增加粪氮的排出;同时植物蛋白中含有非吸收的纤维素,经肠菌酵解产酸有利于氨的排出。尽量避免用动物蛋白(致脑病作用最强)。口服或静脉补充必需氨基酸及支链氨基酸有利于调整氨基酸比例的平衡、促进正氮平衡,增加患者对蛋白的耐受性。同时要予足够的热量[35~40千卡/(千克·天)],以糖类为主。不能进食者可予鼻饲,必要时可给予静脉营养补充。

41. 针对肝性脑病有什么预防措施?

◎ **进行健康教育**:让患者熟悉易导致肝性脑病的诱发因素,尽可能避免各种诱因的发生。

◎ **合理安排饮食**:对于有肝硬化、曾发生过肝性脑病的患者避免高蛋白饮食,避免使用大剂量利尿药。

◎ **指导患者家属注意观察患者性格及行为变化**:推荐家属用"简易肝性脑病严重程度评估方法"检查患者,以便早发现、早治疗。

◎ **堵塞或减少门体分流**:可用介入手段或直接手术永久性或

暂时性堵塞门体分流的通路，有报道提示可有效地降低血氨、预防和治疗肝性脑病，但仍有发生门静脉高压各种并发症的风险。

42. 何谓上消化道出血？有何临床表现？

消化道出血根据出血部位分为上消化道出血和下消化道出血。

上消化道出血：是指屈氏韧带以上的食管、胃、十二指肠和胰胆等病变引起的出血。上消化道大量出血的病因很多，常见者有消化性溃疡、急性胃黏膜损害、食管-胃底静脉曲张和胃癌。①呕血和（或）黑粪：是上消化道出血的特征性表现。出血部位在幽门以上者常有呕血和黑粪，在幽门以下者可仅表现为黑粪。但是出血量少而速度慢的幽门以上病变可仅见黑粪，而出血量大、速度快的幽门以下的病变可因血液反流入胃，引起呕血。②失血性周围循环衰竭：出血量400毫升以内可无症状，出血量中等可引起贫血或进行性贫血、头晕、软弱无力，突然起立可产生晕厥、口渴、肢体冷感及血压偏低等。大量出血达全身血量30%～50%即可产生休克，表现为烦躁不安或神志不清、面色苍白、四肢湿冷、口唇发绀、呼吸困难、血压下降至测不到、脉压缩小及脉搏快而弱等，若处理不当，可导致死亡。③氮质血症。④贫血和血象变化：急性大出血后均有失血性贫血，出血早期，血红蛋白浓度、红细胞计数及血细胞比容可无明显变化，一般需要经3～4小时以上才出现贫血。上消化道大出血2～5小时白细胞计数可明显升高，止血后2～3天才恢复正常。但肝硬化和脾亢者，则白细胞计数可不增高。⑤发热：中度或大量出血病例，于24小时内发热，多在38.5度以下，持续数日至一周不等。

43. 肝硬化患者为什么会消化道出血？

正常人肝脏 2/3 的血液供应来源于门静脉，门静脉压力取决于门静脉血流量和门静脉阻力，肝硬化时，肝内门静脉血流受阻，全身的高动力循环又引起门静脉血流增加，导致门静脉压力增高，门静脉与体静脉之间有广泛的交通支，在门静脉高压时，为了使淤滞在门静脉的系统的血液回流，这些交通支大量开放并扩张成为曲张的静脉，引起充血性脾肿大、腹水、侧支循环建立、继发食管-胃底静脉曲张等。因此曲张的静脉在压力增高的情况下发生破裂，导致出血，静脉曲张破裂出血可因粗糙食物、化学刺激及腹内压增高等因素引起。虽然曲张静脉破裂时肝硬化消化道出血的常见原因，但还应考虑其他因素，如消化性溃疡、门静脉高压性胃病、急性出血糜烂性胃炎、贲门黏膜撕裂综合征等。

44. 肝硬化都会出现消化道出血吗？

不一定。肝硬化患者病情轻重不同，病情轻者，肝功能比较好，门静脉高压不明显，无食管-胃底静脉曲张或曲张程度较轻，出血风险低。另外，目前对于肝硬化的治疗方法不断发展，尤其对于病因治疗，如乙型、丙型肝硬化的抗病毒治疗、药物性肝硬化停用药物、酒精性肝硬化戒酒等治疗均有显著疗效，治疗目的就是逆转、终止或延缓肝硬化的发展，如果治疗有效，肝硬化不会进一步发展，因此不一定都会出现消化道出血。

45. 出现呕血或便血一定是肝硬化吗？

呕血或黑粪说明存在消化道出血。而消化道出血的病因很多，常见者有消化性溃疡、急性胃黏膜损害、食管-胃底静脉曲张和消化道的炎症和肿瘤。肝硬化导致的消化道出血仅是众多病因中的一种常见原因。

46. 肝硬化合并上消化道出血的治疗方法有哪些?

肝硬化合并上消化道出血的治疗方法，包括内科药物、胃镜、介入以及外科治疗。

◎ **内科药物治疗**：主要包括垂体加压素、特利加压素生长抑素及其类似物等。

◎ **胃镜**：可在直视下采用出血部位注射硬化剂、组织黏合剂或采用套扎的方法进行止血。

◎ **介入治疗**：采用经颈静脉肝内门体分流术（TIPS），通过降低门静脉压力，达到止血目的。

◎ **外科治疗**：主要有脾切断流术、分流术以及肝移植。断流术通过分离切断胃、食道曲张静脉；分流术将流向肝脏的门静脉血流与下腔静脉吻合，使门静脉血流通过吻合口流向压力较低的下腔静脉，原来由于肝硬化导致的流出受阻引起门静脉高压得以缓解。肝移植是对于晚期肝硬化合并上消化道出血的有效治疗方法，通过移植手术，不但可解决上消化道出血的问题，同时肝硬化也可得到彻底治疗。

对于采用何种方法治疗肝硬化合并上消化道出血，应取决于患者的病情。

47. 肝硬化合并上消化道出血为什么要做胃镜检查?

由于导致上消化道出血的原因较多，胃镜检查可在直视下观察食管、胃、十二指肠直至降部，从而可以判断出血的部位、病因及出血情况。而且，在明确出血原因后，通过胃镜可局部喷洒止血药物，以及对出血部位在内镜直视下止血，可局部注射硬化剂，既可控制急性出血，又可以治疗食管静脉曲张。也可采用圈套器结扎曲张的食管静脉，对止血有良好效果。目前，对于肝硬化合并上消化道出血，内镜联合药物治疗是最为有效的止血方法。

48. 治疗肝硬化合并上消化道出血的主要药物有哪些?

相对于内镜及手术治疗肝硬化合并上消化道出血，药物使用方便，且技术要求不高，可在一般医院广泛推广使用。

随着药物的不断发展，药物止血的效果也不断提高。目前药物有以下几种。

◎ **垂体加压素**：具有很强的收缩内脏血管的作用，可减少各内脏器官的血流，因此可降低门静脉血流量，从而降低门静脉压力，发挥止血作用。由于垂体加压素具有很强的收缩血管的作用，因此其不良反应较多，包括心脏和外周组织局部缺血、心律失常、高血压以及肠道缺血等表现。虽然与硝酸甘油联合使用可降低其不良反应，但不良反应仍较特利加压素、生长抑素及其类似物要多，因此一般在最大有效剂量下最多使用 24 小时，以减少不良反应的发生。垂体加压素要以 0.2～0.4 单位/分钟，24 小时持续输入，最大剂量可使用至 0.8 单位/分钟，同时静脉输入硝酸甘油，维持收缩压＞90 毫米汞柱。

◎ **特利加压素**：垂体加压素类似物，具有生物活性高、不良反应少的特性，可以有效控制静脉曲张破裂出血，减少死亡率。每 4 小时给予 2 毫克静脉注射，出血控制后可减为每 4 小时 1 毫克。

◎ **生长抑素及其类似物奥曲肽**：这类药物也可通过收缩内脏

血管降低门静脉压，从而达到止血目的。生长抑素及奥曲肽不良反应少，可持续使用多日。对于肝硬化合并上消化道出血，奥曲肽先给予 25～50 微克静脉注射，然后以每小时 25～50 微克的剂量持续输入。生长抑素可先予 250 微克静脉注射，继之以每小时 250 微克的剂量持续输入。

▶ 49. 内镜下治疗上消化道出血有效吗？

虽然药物对于肝硬化消化道出血具有一定的止血作用，而且，随着药物的发展，止血成功率也不断提高，但是患者一旦出现消化道出血，应及时行内镜检查。一方面可明确出血的原因，另一方面，根据病情进行相应的治疗达到控制出血、预防再出血的目的。

常用的内镜下止血的方法有：①局部喷洒止血药物如凝血酶、去甲肾上腺素、巴曲酶以及组织胶合物等，通过闭塞病灶周围血管起到止血作用。②注射肾上腺素高渗盐水、无水酒精、乙氧硬化醇等使血管内血栓形成。③将血管夹置于出血部位夹闭出血血管。④应用微波、激光、热探头等在出血部位形成热效应，使组织凝固，达到止血效果。⑤如为静脉曲张破裂出血，可采用套扎或局部注射硬化剂等进行止血，达到有效止血目的。

▶ 50. 肝硬化合并上消化道出血除了药物和内镜治疗，还有其他方法吗？

对于肝硬化合并上消化道出血，药物和内镜是治疗的一线选择。但对于有些患者，虽然及时给予药物和内镜治疗，仍有10％～20％的患者出血不能控制或止血后早期出现再出血。对于这些患者，可采用外科分流手术、经颈静脉门体分流术（TIPS）或采用三腔两囊管压迫止血。外科分流手术是将门静脉与腔静脉吻合，使门静脉血流分流至腔静脉，从而降低门静脉压力，考虑行外科手术的患者，需具有相对较好的肝功能，能够耐受手术。一般来说，患者的肝功能应在 Child A 级（肝脏功能分为 Child A、B 以及 C 级）。TIPS 是在上腔静脉和门静脉之间放置支架，起到降低门静脉压力的作用。对于急性上消化道出血，采用三腔两囊管压迫可对 80% 的出血患者起到暂时止血的作用，但可引起一些严重的并发症，如误吸、囊腔移位以及食道黏膜的坏死和穿孔等，发生严重并发症后患者的死亡率高达 20%。因此，使用囊腔压迫止血，需注意对气道的保护，防止误吸。

51. 外科手术治疗对肝硬化合并上消化道出血效果如何？

对于内镜和药物治疗失败的患者，外科手术是一种治疗肝硬化合并上消化道出血的有效挽救方法。但由于手术创伤性较大，急诊手术的死亡率较高，尤其对于肝功能为 Child C 级的患者死亡率更高。

目前研究发现择期手术患者的死亡率和并发症发生率均明显低于急诊手术患者，但对于短期药物和内镜止血效果不理想的患者，应立即选择手术止血，有研究结果显示急诊手术患者的死亡率为 17% 左右，而继续采用保守止血的方法患者生存率极小，因此对于内科保守治疗无效的患者应积极地创造条件，为外科手术做准备。外科手术主要分为断流术和分流术，应分析肝硬化的原因、局部解剖的个体差异、侧支循环的确切位置分布以及手术者的擅长，综合考虑后进行选择。对于急性大出血患者，病情危重，应选择较简单有效的手术方式。

52. 肝硬化患者如何预防上消化道出血?

对于肝硬化患者，应根据患者病情及胃镜检查结果，选择不同的预防方法。对于没有静脉曲张的肝硬化患者，不需要给予预防处理，但应每 3 年行胃镜检查，如果一旦出现肝脏失代偿的表现，应每年做胃镜检查，以评估出血风险。对于出现小静脉曲张的肝硬化患者，同时具有出血风险者，可口服非选择性 β 受体阻断药，而无出血风险的患者，非选择性 β 受体阻断药可以采用，但长期疗效尚不明确，未服用 β 受体阻断药的患者，应每 2 年复查胃镜。对于伴有中等或大的静脉曲张，同时具有出血高危因素的患者，可采用口服非选择性 β 受体阻断药或胃镜下套扎治疗预防出血。而无出血高危因素的患者，应首选非选择性 β 受体阻断药，对于不能耐受药物治疗或对药物有禁忌证的患者，选择内镜下治疗。采用药物预防的患者，β 受体阻断药的剂量应为患者的最大耐受剂量。采用套扎治疗者，应每 1～2 周重复 1 次直到曲张静脉消失，以后每 6～12 个月复查 1 次，检查是否出现曲张静脉复发。对于未发生过出血的患者的一级预防，不应采用硝酸盐类药物、分流手术或硬化剂治疗。

53. 曾经出现过上消化道出血的肝硬化患者在饮食上有何注意事项?

应以高热量、高蛋白、高维生素、适量脂肪、无刺激、软易消化富含营养的食物为主，蛋白的补充应以优质蛋白为主，如牛奶、鸡蛋、大豆及其制品特别适宜。如有肝性脑病倾向的肝硬化患者，应避免高蛋白饮食，以防诱发肝性脑病。酌情限制钠盐摄入，盐有亲水性，如果食物中含盐量高，就会使体内的水分排出减少，加重腹水的生成。禁烟酒、浓茶、咖啡。酒中的酒精主要通过肝脏代谢，对于肝脏的损伤较大，会影响凝血因子的合成，极易诱发上消化道出血。烟叶中的有害成分对消化道黏膜有较大的刺激作用，容易导致消化道黏膜发炎，造成幽门及食道下端括约肌功能紊乱，以致胆汁及胃内容物反流，加重病情。饮食不宜过饱，八分饱为宜，少吃多餐，进餐时宜细嚼慢咽。肝硬化患者由于有食管静脉曲张出血，应特别注意避免坚硬粗糙的食物，以免诱发出血，禁食粗糙、辛辣及刺激性食物。

54. 曾经出现过上消化道出血的肝硬化患者如何预防再次出血?

　　肝硬化上消化道出血恢复后的患者，有很高的再出血发生率，如不进行预防出血的治疗，在 1～2 年内发生再出血的比率为 60% 左右。因此对肝硬化上消化道出血的患者，在给予有效止血后，应采取措施预防再次出血。但是，对于采用分流手术或 TIPS 术治疗上消化道出血的患者，不需采用进一步的措施进行预防。预防再出血的方法包括药物、内镜下治疗、两者联合以及分流手术。药物主要采用非选择性 β 受体阻断药（普萘诺尔、纳多诺尔等），使用剂量应达到患者最大的耐受剂量。内镜下治疗包括曲张静脉套扎术与硬化术，套扎术优于硬化术。一般来讲，内镜下治疗要进行 2～4 次，每次间隔 7～14 天，直到曲张静脉完全消失，然后在 3 个月后复查胃镜，以后每 6 个月复查胃镜 1 次，以检查是否有曲张静脉复发。根据目前研究结果，对已发生过上消化道出血的肝硬化患者，预防出血的最佳方法为药物联合内镜下治疗。分流手术一般应用于挽救治疗，可对采用药物及内镜下治疗仍出现再出血的患者使用，但要求患者的肝脏功能较好，能够耐受手术，且分流手术后患者容易出现肝性脑病。对于反复出血的患者，应考虑肝移植手术。

55. 乙型肝炎肝硬化患者在饮食生活方式上应注意什么？

乙型肝炎肝硬化患者通常出现很多并发症，可伴有腹水、肝性脑病、消化道出血、肝肾综合征等并发症，存在这些潜在风险，因此应从并发症的预防上进行健康教育。一般情况下乙型肝炎肝硬化患者应该低脂低盐饮食，进食要细软、烂，吃饭细嚼慢咽，避免生冷硬及刺激性食物，少食多餐，应平衡膳食、营养全面，每日摄入适量高蛋白食品，禁烟酒，避免熬夜、避免劳累、避免情绪不畅，保持大便通畅。对于有腹水者，应低盐饮食，生活起居谨慎，避免感冒、发热、腹泻等疾病，通常这种情况下容易出现腹膜炎，如果出现上述症状，应及时就医；对于反复发生肝性脑病者，应低蛋白饮食，每日摄入白蛋白量要限制，根据情况逐渐摸索出适合自己的蛋白量，且要保持排便通畅，减少毒素吸收；对于反复出现消化道出血者，应严格控制饮食质地，建议进食煮、炖等方式食物，避免油炸煎烤，避免带渣带馅，严密观察排便情况，如出现黑粪，应及时就诊医院进一步诊治；对于肝肾综合患者，一般伴有肌酐升高，尿少，一般避免劳累，低盐低脂饮食，建议住院治疗。

56. 肝硬化患者蛋白质补充越多越好吗？

一般肝硬化患者通常伴有低蛋白血症，建议每日适量补充白蛋白。当白蛋白水平小于 30 克/升，伴有腹水者，建议静脉补充白蛋白，饮食方面一般每日每千克体重可供 1.5～2 克，有使用糖皮质激素治疗者可增至每天每千克体重 2～3 克。较高的蛋白饮食对保护肝细胞、修复已损坏的肝细胞有重要意义。当患者白蛋白水平正常时，不建议静脉补充白蛋白。可每日适量摄入白蛋白。当患者出现肝性脑病时，一般不建议进食过多白蛋白食品，可根据病情酌情补充，必要时可静脉补充。

57. 肝硬化患者要限盐限水吗？

肝硬化患者通常伴有腹水，过多的食盐摄入，过多的水分摄入会诱发或加重腹水，使腹水缠绵难退。因而日常饮食中食盐的摄入应合理，如果患者不口渴，不建议大量饮水。对于不伴腹水的代偿期肝硬化患者，食盐的摄入可不必严格限制。对于伴有腹水的失代偿期肝硬化患者，每日食盐的摄入量应严格控制在 500 毫克以下。除非发生严重的腹水、水肿或肾功能损害，不必严格限制水的摄入。

58. 肝硬化患者能正常工作吗？

总的来说，患者可以分为代偿期和失代偿期两大类。代偿期肝硬化通常肝硬化程度较轻，通常不伴有腹水、肝性脑病等并发症，消化道出血风险较小。一般通过治疗，均能使肝功稳定。失代偿期肝硬化一般肝硬化程度较重，可伴有腹水、肝性脑病、消化道出血等并发症，对日常生活造成一定影响，一般不建议工作，以休养为主，根据病情轻重程度，必要时需要有人陪护。

肝硬化的病因很多，最常见的有乙型肝炎肝硬化、丙型肝炎肝硬化、酒精性肝炎肝硬化。①一般对于乙型肝炎肝硬化患者，处于代偿期，在抗病毒治疗下肝功能稳定时，可以参加工作，但不建议劳累、熬夜，而且生活起居、饮食、体育锻炼等方面均做好个人保健。对于失代偿期乙型肝炎肝硬化患者，患者容易出现腹水、肝性脑病等并发症，生活起居、饮食等各方面均需要严格要求，密切注意，一般不建议正常工作。②对于丙型肝炎肝硬化患者，如果处于代偿期，正在应用干扰素抗病毒治疗，通常干扰素治疗不良反应明显，可伴有乏力、消瘦、发热、关节酸痛等，会干扰日常生活及工作，根据病情反应情况，可参加轻体力劳动、工作压力小、不熬夜的工种。对于失代偿期的丙型肝炎肝硬化，不管是否在应用干扰素均不建议正常工作。③对于代偿期酒精性肝硬化，如果患者酒瘾尚未戒除，不建议正常工作，建议就诊正规戒酒中心戒酒治疗。对于已完全戒酒，且无酒瘾患者，可参加工作，对于失代偿期酒精性肝硬化患者，不管是否酒瘾已戒除，均不建议参加工作。不管代偿期或失代偿期，均应用根据患者本人情况，详细咨询医生后协助决定是否正常参加工作。

59. 乙型肝炎肝硬化患者何时考虑肝移植？

一般情况下，代偿期乙型肝炎肝硬化患者不需要考虑肝脏移植术。但患者如果出现小肝癌，不管患者是慢性乙型病毒性肝炎、还是乙型肝炎肝硬化患者，只要患者身体条件允许，肿瘤大小符合肝移植指征，均建议行肝脏移植术。对于乙型肝炎肝硬化患者通常伴有腹水、消化道出血、肝性脑病、肝肾综合征等并发症，通常会危及患者生命，在一定情况下需要考虑肝脏移植术，也就是选择适宜的移植时机。

一般认为当乙型肝炎肝硬化患者出现以下情况时，应考虑行肝移植：①反复食管-胃底静脉曲张破裂出血。②难以控制的腹水。③肝性脑病。④严重凝血功能障碍。⑤反复发作的自发性腹膜炎。⑥肝肾综合征。⑦其他严重肝病相关并发症。⑧严重嗜睡。⑨难于控制的瘙痒、严重代谢性骨病（易发生骨折）等导致生活质量严重下降。⑩反复发作细菌性胆管炎。⑪实验室检查：血浆白蛋白≤25克/升；凝血酶原时间（PT）超过正常对照 5 秒以上；血总胆红素≥5～10 毫克/分升。⑫肝功能衰竭。⑬原发性肝癌。

　　如果乙型肝炎肝硬化患者出现以上情况，经内科医生全力治疗难以纠正时，患者预期生存期较短，如果具备经济条件，建议行肝移植等待。

60. 干细胞移植治疗对乙型肝炎肝硬化有帮助吗?

　　干细胞可以分化成多种功能细胞，它具有"无限"增殖，多向分化潜能，具有造血支持，免疫调控和自我复制等特点。干细胞移植治疗肝硬化是通过提取脐带血间充质干细胞，经过标准提取、分化、分离出的干细胞，采用可视化微创操作，然后通过股动脉介入到肝脏，从而部分代替因退变、损伤、基因缺陷或自身免疫而受损的细胞，恢复肝功能。这是目前干细胞治疗的理论基础，但事实上在全球范围内，干细胞移植疗法还只处于临床试验阶段，仅被证明用于诸如白血病、烧伤及骨头修复等个别疾病的治疗有效，且风险仍然未知。2009 年，原卫生部将干细胞技术归入"第三类医疗技术"，认为其"涉及重大伦理问题，安全性、有效性尚需经规范的临床试验研究进一步验证"；并要求此技术如果用于临床治疗须经卫生部审批。尽管卫生部要求此技术用于临床治疗须经审批，但迄今为止，除造血干细胞治疗血液病外，尚未有任何一家医疗机构的干细胞治疗得到受理和审评。因此目前对于干细胞移植治疗乙型肝炎肝硬化仍处于研究阶段，是否真的有用，尚未有明确定论。

61. 肝硬化可以逆转吗?

　　过去认为肝硬化不能逆转，这种说法已经过时。最近临床研究表明，肝硬化患者能通过有效的抗病毒治疗来实现部分逆转，因为肝脏具有很强的再生和自身修复功能，经长期的抗病毒治疗后，乙型肝炎病毒不再对肝脏造成损害，原有的损害可以逐渐被修复。因此，早期肝硬化是有条件实现逆转的，甚至有些中晚期肝硬化也能够使病情逐渐好转，趋于稳定。

（苏海滨　周双男）

第4章 | 肝　癌

1. 何谓原发性肝癌？

肝脏恶性肿瘤可分为原发性和继发性两大类。原发性肝脏恶性肿瘤起源于肝脏上皮的称为原发性肝癌。继发性或称转移性肝癌是指全身其他器官起源的恶性肿瘤侵犯至肝脏，一般多见于胃、胰腺、结直肠等。我们通常所说的"肝癌"，一般是指原发性肝癌。

2. 我国肝癌的主要病因有哪些？

我国肝癌的主要病因有肝炎病毒感染、食物黄曲霉毒素污染、长期酗酒及农村饮水蓝绿藻类毒素污染等，以及其他肝脏代谢疾病、自身免疫性疾病、隐源性肝病或隐源性肝硬化。

3. 肝癌高危人群常用的监测筛查指标有哪些？

对于肝癌的筛查，目前公认的筛查指标包括：血清甲胎蛋白（AFP）及肝脏超声。对于高危人群，一般是每隔 6 个月进行一次检查。AFP 是用免疫方法测定产生的胚胎性抗原，为目前诊断肝细胞癌特异性最高的方法之一，对诊断肝细胞肝癌具有相对专一性。超声检查可显示肿瘤的大小、形态、所在部位以及肝静脉或门静脉内有无癌栓等，其诊断符合率可达 84%，能发现直径大于 2 厘米的占位病变，是目前较好有定位价值的非侵入性检查方法。专家推荐对 AFP＞400 微克/升而超声检查未发现肝脏占位者，应注意排除妊娠、活动性肝病以及生殖腺胚胎源性肿瘤；如未能排除，应进行腹部增强 CT 和（或）磁共振成像（MRI）等检查。如 AFP 出现升高但并未达到诊断水平，除了应该排除上述可能引起 AFP 增高的情况外，还应密切追踪 AFP 的动态变化，将超声检查间隔缩短至 1～2 个月，需要时进行 CT 和（或）MRI 检查。若高度怀疑肝癌，则建议进行数字减影血管造影（DSA）检查。

4. 肝癌的主要临床症状有哪些?

肝癌的主要临床症状有肝区疼痛、食欲缺乏、消瘦、乏力、发热等。肺部转移可引起咳嗽、咯血，胸膜转移可引起胸痛和血性胸水，骨转移可引起骨痛和病理性骨折。晚期可能出现黄疸、出血倾向、上消化道出血、肝性脑病及肝功能衰竭等。

5. 肝癌引发的疼痛有哪些特点?

右上腹疼痛最常见，为本病的重要症状，常为间歇性或持续性隐痛、钝痛或胀痛，随着病情发展加剧。疼痛部位与病变部位密切相关，病变位于肝右叶为右季肋区疼痛，位于肝左叶则为剑突下区疼痛。如肿瘤侵犯膈肌，疼痛可放散至右肩或右背部。向右后生长的肿瘤可引起右侧腰部疼痛。疼痛原因主要是肿瘤生长使肝包膜绷紧所致。

6. 肝癌患者肝区突发剧烈疼痛要警惕什么?

要高度警惕肝癌结节破裂出血。为肝癌最紧急而严重的并发症。癌灶晚期坏死液化可以发生自发破裂，也可因外力而破裂。癌结节破裂可以局限于肝包膜下，引起急骤疼痛，肝脏迅速增大，局部可触及软包块，若破溃入腹腔则引起急性腹痛和腹膜刺激征。少量出血可表现为血性腹腔积液，大量出血则可导致休克甚至迅速死亡。

7. 是否所有肝癌患者都会出现肝区疼痛？

并非所有肝癌患者都会出现肝区疼痛。是否出现癌痛与肿瘤的部位及大小有关。肝区疼痛是由于癌肿迅速生长使肝包膜绷紧所致。故靠近肝脏表面、生长较快、体积较大的肿瘤较易出现肝区疼痛。

8. 肝癌患者发热的常见原因有哪些？

肝癌患者发热比较常见，多为持续性低热，$37.5 \sim 38℃$，也可呈不规则或间歇性、持续性或者弛张型高热，表现类似肝脓肿，但是发热前无寒战，抗生素治疗无效。发热多为癌性热，与肿瘤坏死物的吸收有关。有时可因癌肿压迫或侵犯胆管而致胆管炎，或因抵抗力减低合并其他感染而发热。

9. 肝癌患者出现呕血或黑粪应怎么办？

肝癌患者发生上消化道出血通常表现为呕血或黑粪。肝癌常有肝炎、肝硬化背景伴有门静脉高压，而门静脉和肝静脉癌栓可以进一步加重门静脉高压，故常引起食管中下段或胃底静脉曲张裂破出血。若癌细胞侵犯胆管也可致胆道出血，亦表现为呕血和黑粪。有的患者可因胃肠黏膜糜烂，溃疡和凝血功能障碍而广泛出血，大出血可以导致休克和肝性脑病。发生呕血或黑粪应立即到就近医院就诊，禁食水，根据病情给予胃镜下止血、降低门静脉压力、抑制胃酸、输血等治疗。

10. 肝癌患者发生上消化道出血的常见病因有哪些?

常见病因有：①门静脉高压继发胃底食管静脉曲张破裂；②癌细胞侵犯胆管致胆道出血；③胃肠黏膜糜烂；④溃疡和凝血功能障碍而广泛出血。

11. 肝癌患者为什么会出现血性腹水?

肝癌患者腹水一般是草黄色或血性，多因合并肝硬化、门静脉高压、门静脉或肝静脉癌栓所致。向肝表面浸润的癌肿局部破溃糜烂或肝脏凝血功能障碍可致血性腹水。

12. 肝癌患者为什么会出现黄疸?

肝癌患者出现黄疸表现为皮肤和巩膜黄染，常在肿瘤晚期出现，多是由于癌肿或肿大的淋巴结压迫胆管引起胆道梗阻所致，亦可因为肝细胞损害而引起。

13. 肝癌患者哪些部位容易发生感染?

肝癌患者因长期消耗及卧床，抵抗力减弱，尤其在化疗或放疗之后白细胞降低时容易并发多种感染，如肺炎、肠道感染、真菌感染和败血症等。

14. 肝癌容易发生哪些身体部位的转移?

◎ **肝内转移**：肝癌最初多为肝内播散转移，易侵犯门静脉及分支并形成瘤栓，脱落后在肝内引起多发性转移灶。如果门静脉干支瘤栓阻塞，往往会引起或加重原有的门静脉高压。

◎ **肝外转移**：①血行转移，以肺转移最为多见，还可转移至胸膜、肾上腺、肾脏及骨骼等部位。②淋巴转移，以肝门淋巴结转移最常见，也可转移至胰腺、脾和主动脉旁淋巴结，偶尔累及锁骨上淋巴结。③种植转移，比较少见，偶可种植在腹膜、横膈及胸腔等处，引起血性的腹腔、胸腔积液；女性可发生卵巢转移，形成较大的肿块。

15. 肝癌的伴癌综合征有哪些表现?

伴癌综合征即肝癌组织本身代谢异常或癌组织对机体产生的多种影响引起的内分泌或代谢紊乱的症候群。临床表现多样且缺乏特异性，常见的有自发性低血糖症、红细胞增多症；其他有高脂血症、高钙血症、性早熟、促性腺激素分泌综合征、皮肤卟啉症、异常纤维蛋白原血症和类癌综合征等，但比较少见。

16. 临床上肝癌的常见严重并发症有哪些?

◎ **上消化道出血**：即呕血或黑粪，肝癌常有肝炎、肝硬化背景伴有门静脉高压，而门静脉和肝静脉癌栓可以进一步加重门脉高压，食管及胃部血管为门脉的上游血管，因压力变化导致血管增粗、变薄，医学上称之为静脉曲张，门静脉高压常引起食管中下段或胃底静脉曲张裂破出血。有的患者可因胃肠黏膜糜烂，溃疡和凝血功能障碍而广泛出血。大出血可以导致休克和肝昏迷。

◎ **肝肾综合征和肝性脑病**：肝癌晚期尤其弥漫性肝癌，可以发生肝功能不全甚至衰竭，引起肝肾综合征，即功能性急性肾衰竭，主要表现为显著少尿，血压降低等，往往呈进行性发展。肝性脑病往往是肝癌终末期的表现，常因消化道出血、大量利尿药、电解质紊乱及继发感染等诱发。

◎ **肝癌结节破裂出血**：为肝癌最紧急且严重的并发症。癌灶坏死液化可以发生自发破裂，也可因外力而破裂。癌结节破裂可以局限于肝包膜下，引起急骤疼痛，肝脏迅速增大，局部可触及软包块，若破溃入腹腔则引起急性腹痛和腹膜刺激征。少量出血可表现为血性腹水，大量出血则可导致休克甚至迅速死亡。

◎ **继发感染**：肝癌患者因长期消耗以及抵抗力减弱等原因，容易发生肺炎、肠道感染、真菌感染和败血症等。

17. 哪些原因会诱发肝癌患者发生肝性脑病？

肝癌患者发生肝性脑病的常见诱因有：①消化道出血；②过度利尿、放腹水；③酸碱平衡或电解质紊乱如低钾、碱中毒；④继发感染；⑤进食过量肉食、蛋、奶制品及豆类等高蛋白食物；⑥便秘；⑦不适当使用镇静、镇痛类药物等。

18. 肝癌患者需要做哪些血液生化检查？

肝癌患者可以出现天冬氨酸氨基转移酶（谷草转氨酶，AST）和丙氨酸氨基转移酶（谷丙转氨酶，ALT）、血清碱性磷酸酶（ALP）、乳酸脱氢酶（LDH）或胆红素（BIL）的升高，而白蛋白（ALB）降低等肝功能异常。淋巴细胞亚群等免疫指标的改变。乙肝表面抗原（HBsAg）阳性或"二对半"五项定量检查阳性和（或）丙肝抗体阳性都是肝炎病毒感染的重要标志。而 HBV-DNA 和 HCV-RNA 可以反映肝炎病毒载量。

19. 除甲胎蛋白（AFP）外，用于肝癌辅助诊断的标志物还有哪些？

可用于肝细胞癌辅助诊断的标志物还有多种血清酶，包括 γ-谷氨酰转肽酶（γGT）及其同工酶、α-L-岩藻苷酶（AFU）、异常凝血酶原（DCP）、高尔基体蛋白 73（GP73）、5-核苷酸磷酸二酯酶（5′NPD）同工酶、醛缩酶同工酶 A（ALD-A）和胎盘型谷胱甘肽 S-转移酶（GST）等，还有异常凝血酶原（DCP）、铁蛋白（FT）和酸性铁蛋白（AIF）等。部分肝细胞癌患者，可有癌胚抗原（CEA）和糖类抗原 CA19-9 等异常增高。

20. 评价肝脏储备功能的 Child-Pugh 分级包括哪些项？

包括五项内容，分别是总胆红素、白蛋白、凝血酶原时间延长、腹水和肝性脑病。每一项又根据指标评定为 1 分、2 分和 3 分（具体见第 3 章表 3-1），五项累加计算总分。5～6 分为 A 级，7～9 分为 B 级，10～15 分为 C 级。总分越低说明肝脏储备功能越好，故 A 级好于 B 级，B 级好于 C 级。

21. 常用于肝癌的影像学检查方法有哪些？

肝癌常用影像学检查方法有腹部超声（US）检查、电子计算机断层成像（CT）、磁共振（MRI 或 MR）、选择性肝动脉造影（DSA）、正电子发射计算机断层成像（PET-CT）、发射单光子计算机断层扫描仪（ECT）。

22. 腹部超声检查在肝癌诊断中有何作用？

腹部超声因操作简便、直观、无创性和价廉，已成为肝脏检查最常用的重要方法。该方法可以确定肝内有无占位性病变，提示其性质，鉴别是液性或实质性占位，明确癌灶在肝内的具体位置及其与肝内重要血管的关系，以用于指导治疗方法的选择及手术的进行；有助于了解肝癌在肝内以及邻近组织器官职的播散与浸润。对于肝癌与肝囊肿、肝血管瘤等疾病的鉴别诊断具有较大参考价值，但因仪器设备、解剖部位、操作者的手法和经验等因素的限制，使其检出的敏感性和定性的准确性受到一定影响。超声造影（CEUS）可以动态观察病灶的血流动力学情况，有助于提高定性诊断。

23. 电子计算机断层成像（CT）在肝癌诊断中有何作用？

目前CT是肝癌诊断和鉴别诊断最重要的影像检查方法，用于观察肝癌形态及血供状况，肝癌的检出、定性、分期及肝癌治疗后复查。CT的分辨率高，特别是多排螺旋CT，扫描速度极快，数秒内即可完成全肝扫描，避免了呼吸运动伪影；能够进行多期动态增强扫描，最小扫描层厚为0.5毫米，显著提高了肝癌小病灶的检出率和定性准确性。通常在平扫下肝癌多为低密度占位，边缘有清晰或模糊的不同表现，部分有晕圈征，大肝癌常有中央坏死液化；可以提示病变性质和了解肝周围组织器官是否有癌灶，有助于放疗的定位；增强扫描除可以清晰显示病灶的数目、大小、形态和强化特征外，还可明确病灶和重要血管之间的关系、肝门及腹腔有无淋巴结肿大以及邻近器官有无侵犯，为临床上准确分期提供可靠的依据，且有助于鉴别肝血管瘤。肝细胞癌的影像学典型表现为在动脉期呈显著强化，在静脉期其强化不及周边肝组织，而在延迟期则造影剂持续消退，因此，具有高度特异性。

24. 与 CT 相比，磁共振在肝癌诊断中有哪些优势？

磁共振无放射性辐射，组织分辨率高，可以多方位、多序列成像，对肝癌病灶内部的组织结构变化如出血坏死、脂肪变性以及包膜的显示和分辨率均优于 CT 和超声。对良、恶性肝内占位，尤其与血管瘤的鉴别，可能优于 CT；同时，无须增强即能显示门静脉和肝静脉的分支；对于小肝癌的诊断 MRI 优于 CT。特别是高场强 MR 设备的不断普及和发展，使 MR 扫描速度大大加快，可以和 CT 一样完成薄层、多期相动态增强扫描，充分显示病灶的强化特征，提高病灶的检出率和定性准确率。

25. 为确诊肝癌，CT 或磁共振（MRI）需要进行哪几期检查？肝癌的影像学特点是什么？

确切的肝细胞癌影像学诊断，需要进行平扫期、动脉期、静脉期和延迟期的四期扫描检查，病灶局部应 5 毫米薄扫，并且高度重视影像学检查动脉期强化的重要作用。肝细胞癌的特点是动脉早期病灶即可明显强化，密度高于正常肝组织，静脉期强化迅速消失，密度低于周围正常肝组织。如果肝脏占位影像学特征不典型，或 CT 和 MRI 两项检查显像不一致，应进行肝穿刺活检，但即使阴性结果并不能完全排除，仍然需要随访观察。

26. 正电子发射计算机断层成像（PET-CT）在肝癌诊断中有何价值？

PET-CT 是将 PET 与 CT 融为一体而成的功能分子影像成像系统，既可由 PET 功能显像反映肝脏占位的生化代谢信息，又可通过 CT 形态显像进行病灶的精确解剖定位，并且同时全身扫描可以了解整体状况和评估转移情况，达到早期发现病灶的目的，同时可了解肿瘤治疗前后的大小和代谢变化。但是，PET-CT 对肝癌临床诊断的敏感性和特异性还需进一步提高，且在中国大多数医院尚未普及应用，不推荐其作为肝癌诊断的常规检查方法，可以作为其他手段的补充。

27. 肝癌骨转移早期诊断的首选方法有哪些？

发射单光子计算机断层扫描仪（ECT）全身骨显像有助于肝癌骨转移的诊断，可比 X 线和 CT 检查提前 3～6 个月发现骨转移癌。

28. 肝癌行选择性肝动脉造影的意义有哪些？

选择性肝动脉造影（DSA），目前多采用数字减影血管造影，可以明确显示肝脏小病灶及其血供情况，同时可进行化疗和碘油栓塞等治疗。肝癌在 DSA 的主要表现为：①肿瘤血管，出现于早期动脉相；②肿瘤染色，出现于实质相；③较大肿瘤可见肝内动脉移位、拉直、扭曲等；④肝内动脉受肝瘤侵犯可呈锯齿状、串珠状或僵硬状态；⑤动静脉瘘；"池状"或"湖状"造影剂充盈区等。

DSA 检查意义不仅在于诊断和鉴别诊断，在术前或治疗前可用于估计病变范围，特别是了解肝内播散的子结节情况；也可为血管解剖变异和重要血管的解剖关系以及门静脉浸润提供正确客观的信息，对于判断手术切除的可能性和彻底性以及决定合理的治疗方案有重要价值。DSA 是一种侵入性创伤性检查，可用于其他检查后仍未能确诊的患者。此外，对于可切除的肝癌，即使影像学上表现为局限性可切除肝癌，也有学者提倡进行术前 DSA，有可能发现其他影像学手段无法发现的病灶和明确有无血管侵犯。

29. 肝癌穿刺的活检意义是什么?

在超声引导下经皮肝穿刺空芯针活检或细针穿刺，进行组织学或细胞学检查，可以获得肝癌的病理学诊断依据及了解分子标志物等情况，对于明确诊断、病理类型、判断病情、指导治疗以及评估预后都非常重要。近年来被越来越多地被采用，但是也有一定的局限性和危险性。肝穿刺活检时，应注意防止肝脏出血和针道癌细胞种植。

30. 肝癌诊断的金标准是什么?

肝脏占位病灶或者肝外转移灶活检或手术切除组织标本，经病理组织学和（或）细胞学检查诊断为肝细胞癌，此为金标准。

31. 肝癌的主要病理类型有哪些?

肝癌的主要病理类型有三种。

◎ **肝细胞癌**（HCC）：占原发性肝癌的 90% 以上，是最常见的一种病理类型。

◎ **肝内胆管癌**（intrahepatic cholangiocarcinoma，ICC）：较少见，起源于胆管二级分支以远肝内胆管上皮细胞，一般仅占原发性肝癌的≤5%。

◎ **混合型肝癌**：即 HCC-ICC 混合型肝癌，比较少见，在一个肝肿瘤结节内，同时存在 HCC 和 ICC 两种成分，两者混杂分布，界限不清，分别表达各自的免疫组化标志物。原发性肝癌中还有些少见类型肝癌，如透明细胞型、巨细胞型、硬化型和肝纤维板层癌等。

32. 肝癌病理报告一般包括哪些内容？

肝癌的病理报告强调规范化和标准化。内容应包括肿瘤大小和数目、生长方式、病理分型、血管癌栓、组织学类型、分化程度、包膜侵犯、卫星灶、手术切缘、癌旁肝组织（慢性肝炎的病理分级与分期及肝硬化的类型）、免疫组化及分子病理学指标等。此外，还可附有与肝癌药物靶向治疗、生物学行为及判断预后等相关的分子标志物的检测结果，提供临床参考。

33. 肝癌的大体分型如何？

肝癌大体可分为结节型、巨块型和弥漫型，也可以参考中国肝癌病理研究协作组 1977 年制定的"五大型六亚型"分类。对瘤体直径<1 厘米称为微小癌，1～3 厘米称为小肝癌，3～5 厘米称为中肝癌，5～10 厘米称为大肝癌，>10 厘米称为巨块型肝癌，而全肝散在分布小癌灶（类似肝硬化结节）称为弥漫型肝癌。

34. 肝癌的生物学特性是指恶性程度吗？

肝癌的生物学特性是指肿瘤的增生、浸润和转移。而肝癌恶性程度与肿瘤细胞的幼稚程度有关，一般以分化程度表示，分化越低，恶性程度越高；分化越高，恶性程度越低。

35. 肝癌的临床诊断标准是什么？

在所有的实体瘤中，唯有肝细胞癌可采用临床诊断标准，国内、外都认可，非侵袭性、简易方便和可操作性强。一般认为主要取决于三大因素，即慢性肝病背景，影像学检查结果以及血清 AFP 水平。同时满足以下条件中的（1）＋（2）a 两项或者（1）＋（2）b＋（3）三项时，可以确立肝细胞癌的临床诊断。

（1）具有肝硬化及 HBV 和（或）HCV 感染［HBV 和（或）HCV 抗原阳性］的证据。

（2）典型的肝细胞癌影像学特征：同期多排 CT 扫描和（或）动态对比增强 MRI 检查显示肝脏占位在动脉期快速不均质血管强化，而静脉期或延迟期快速洗脱。①如果肝脏占位直径≥2 厘米，CT 和 MRI 两项影像学检查中有一项显示肝脏占位具有上述肝癌的特征，即可诊断肝细胞癌。②如果肝脏占位直径为 1～2 厘米，则需要 CT 和 MRI 两项影像学检查都显示肝脏占位具有上述肝癌的特征，方可诊断肝细胞癌，以加强诊断的特异性。

（3）血清 AFP≥400 微克/升持续 1 个月或≥200 微克/升持续 2 个月，并能排除其他原因引起的 AFP 升高，包括妊娠、生殖系胚胎源性肿瘤、活动性肝病及继发性肝癌等。

36. 中国小肝癌的诊断标准和特点是什么?

中国小肝癌诊断标准为:单个癌结节最大直径≤3厘米;多个癌结节数目不超过 2 个,其最大直径总和≤3 厘米。小肝癌除了体积小,多以单结节性、膨胀性生长为主,与周围肝组织的分界清楚或有包膜形成,具有生长较慢、恶性程度较低、发生转移的可能性小及预后较好等特点。

37. 肝癌一旦确诊,患者还能活多久?

肝癌一旦确诊,患者能存活多久是患者及家属非常关心的话题。一般而言,肿瘤发现越早,治疗效果越好,生存期也就越长。但是针对某个个体具体生存时间,医生无法预测。巴塞罗那分期是临床最常用的肝癌分期系统,将肝癌患者分为 5 期(0,A,B,C,D)。0 期即极早期,是指单个肿瘤直径小于 2 厘米,5 年生存率在 80%~90%;A 期即早期,指单个肿瘤直径大于 2 厘米,或不超过 3 个结节,每个结节直径小于 3 厘米,5 年生存率在 50%~70%;B 期即中期,指肿瘤个数大于 3 个,未治疗的中期患者中位生存时间是 16 个月,经肝动脉化疗栓塞术治疗后,中位生存时间延长至 19~20 个月,也有报告可延长至 36~45 个月;C 期即进展期,已发生血管侵犯或肝外转移,预后差,1 年生存率大约 25%;D 期即终末期,预后极差,中位生存时间是 3~4 个月。

中位生存时间:表示有且只有 50% 的个体可以活过这个时间。

38. 甲胎蛋白升高一定是肝癌吗?

甲胎蛋白(AFP)升高不一定就是肝癌。妊娠、生殖腺胚胎癌和活动性肝病也会出现 AFP 升高,需结合影像学等检查加以鉴别。

39. 甲胎蛋白检测阴性就能排除肝癌吗?

甲胎蛋白检测阴性也不能排除肝癌。有 30%~40%的肝癌患者 AFP 检测呈阴性,包括胆管细胞癌、高分化和低分化肝细胞癌,或肝细胞癌已坏死液化者,AFP 均可不增高。

40. 血清甲胎蛋白阳性时,肝癌需与哪些疾病相鉴别?

◎ **慢性肝病**:如肝炎、肝硬化,应对患者的血清 AFP 水平进行动态观察。肝病活动时 AFP 多与谷氨酸氨基转移酶(ALT)同向活动,且多为一过性升高或呈反复波动性,一般不超过 400 微克/升,时间也较短暂。应结合肝功能检查,作全面观察分析,如果 AFP 与 ALT 两者的曲线分离,AFP 上升而ALT 下降,即 AFP 与 ALT 异向活动和(或)AFP 持续高浓度,则应警惕肝细胞癌的可能。

◎ **妊娠、生殖腺或胚胎型等肿瘤**:鉴别主要通过病史、体检、腹盆腔 B 超和 CT 检查。

◎ **消化系统肿瘤**:某些发生于胃肠以及胰腺的腺癌也可引起血清 AFP 升高,称为肝样腺癌。鉴别诊断时,除了详细了解病史、体检和影像学检查外,测定血清 AFP 异质体有助于鉴别肿瘤的来源。

41. 血清甲胎蛋白阴性时，肝癌需与哪些疾病相鉴别？

血清 AFP 阴性时，肝癌需与下列疾病相鉴别。

◎ **继发性肝癌**：多见于消化道肿瘤转移，还常见于肺癌和乳腺癌。患者可以无肝病背景。血清 AFP 正常，而 CEA、CA199、CA50、CA724 以及 CA242 等消化道肿瘤标志物可能升高。

◎ **肝内胆管细胞癌**：是原发性肝癌的少见病理类型，好发年龄为 30~50 岁，临床症状无特异性，患者多无肝病背景，多数 AFP 不高，而 CEA 和 CA199 等肿瘤标志物也可能升高。

◎ **肝肉瘤**：常无肝病背景，影像学检查显示为血供丰富的均质实性占位，不易与 AFP 阴性的肝癌相鉴别。

◎ **肝脏良性病变**：包括肝腺瘤、肝血管瘤、肝脓肿和肝包虫病等。

42. 肝内胆管细胞癌有哪些特点？

是原发性肝癌的少见病理类型，好发年龄为 30－50 岁，临床症状无特异性，患者多无肝病背景，多数 AFP 不高，而 CEA 和 CA199 等肿瘤标志物可能升高。影像学检查 CT 平扫表现常为大小不一的分叶状或类圆形低密度区，密度不均匀，边缘一般模糊或不清楚，但是最有意义的是 CT 增强扫描可见肝脏占位的血供不如肝细胞癌丰富，且纤维成分较多，有延迟强化现象，呈"快进慢出"特点，周边有时可见肝内胆管不规则扩张；还可有局部肝叶萎缩，肝包膜呈内陷改变，有时肝肿瘤实质内有线状高密度影（线状征）。影像学检查确诊率不高，主要依赖手术后病理检查证实。

43. 常见的肝脏良性占位病变有哪些?

肝脏常见的良性占位病变如下。

◎ **肝腺瘤**：常无肝病背景，女性多，常有口服避孕药史，与高分化的肝细胞癌不易鉴别，对鉴别较有意义的检查是^{99m}Tc核素扫描，肝腺瘤能摄取核素，且延迟相表现为强阳性显像。

◎ **肝血管瘤**：常无肝病背景，女性多，CT增强扫描可见自占位周边开始强化充填，呈"快进慢出"，与肝细胞癌的"快进快出"区别，MRI可见典型的"灯泡征"。

◎ **肝脓肿**：常有痢疾或化脓性疾病史而无肝病史，有或曾经有感染表现，有发热、外周血白细胞和中性粒细胞增多等，脓肿相应部位的胸壁常有局限性水肿，压痛及右上腹肌紧张等改变。B超检查在未液化或脓稠时常与肝癌混淆，在液化后则呈液性暗区，应与肝癌的中央坏死鉴别；DSA造影无肿瘤血管与染色。必要时可在压痛点作细针穿刺。抗阿米巴试验治疗为较好的鉴别诊断方法。

◎ **肝包虫**：肝脏进行性肿大，质地坚硬和结节感、晚期肝脏大部分被破坏，临床表现可极似肝癌；但本病一般病程较长，常具有多年病史，进展较缓慢，叩诊有震颤即"包虫囊震颤"是特征性表现，往往有流行牧区居住及与狗、羊接触史，包虫皮内试验（Casoni试验）为特异性试验，阳性率达90%～95%，B超检查在囊性占位腔内可发现漂浮子囊的强回声，CT有时可见囊壁钙化的头结。

44. 肝癌的手术治疗包括哪些?

肝癌的手术治疗主要包括肝切除术和肝移植术。

45. 肝切除术的基本原则是什么?

肝切除术的基本原则：①彻底性，最大限度地完整切除肿瘤，使切缘无残留肿瘤；②安全性，最大限度地保留正常肝组织，降低手术死亡率及手术并发症。

46. 腹腔镜肝切除术的主要适应证是什么?

目前腹腔镜肝癌切除术开展日趋增多，其主要适应证为孤立性癌灶，直径<5厘米，位于2～6肝段；具有创伤小、失血量少和手术死亡率低的优点。故有学者认为对于位置较好的肝癌，尤其是早期肝癌者，腹腔镜肝切除术表现较好；但是仍然需要与传统的开腹手术进行前瞻性的比较研究。

47. 肝癌肝切除术的手术禁忌证是什么?

肝癌肝切除术的主要禁忌证：①心肺功能差或合并其他重要器官系统严重疾病，不能耐受手术者；②肝硬化严重，肝功能差，Child-Pugh C 级；③已经存在肝外转移。

48. 肝移植术的米兰标准是什么?

米兰标准具体来说就是，单个肿瘤直径不超过5厘米；多发的肿瘤数目少于等于3个，并且最大直径不超过3厘米，没有大血管、淋巴结侵犯和肝外转移的现象。根据米兰标准，肝移植患者的5年生存率大于75%，术后复发率小于10%。

▶49. 防止肝癌术后复发转移，常采用什么治疗措施?

中晚期肝癌手术切除后复发转移率很高，这与术前可能已存在微小播散灶或者多中心发生有关。一旦复发，往往难有再切除机会，可以采取局部非手术治疗和系统治疗等控制肿瘤发展，延长患者生存期。对于高危复发者，临床研究证实术后预防性介入栓塞治疗有一定的效果，能发现并控制术后肝内微小残癌。

▶50. 肝癌如何选择肝切除术和肝移植术?

肝癌外科治疗手段主要是肝切除术和肝移植术，应该如何选择，目前尚无统一的标准。一般认为，对于局限性肝癌，如果患者不伴有肝硬化，则应首选肝切除术；如果合并肝硬化，肝功能失代偿（Child-Pugh C 级），且符合移植条件，应该首选肝移植术。但是，对于可切除的局限性肝癌且肝功能代偿良好（Child-Pugh A 级），是否进行肝移植，目前争议较大。如欧洲的专家支持首选肝移植，理由是肝切除的复发率高，符合米兰标准肝移植患者的长期生存率和无瘤生存率显著优于肝切除患者。国内认为对于肝脏功能较好，能够耐受肝切除手术的患者暂不列入肝移植适应证中。就某一患者而言，强调根据具体情况，综合评价分析，制订手术方案。

▶51. 肝癌的非手术治疗主要包括哪些?

尽管外科手术是肝癌的首选治疗方法，但是在确诊时大部分患者已达中晚期，往往失去了手术机会，据统计仅大约 20% 的患者适合手术。因此，需要积极采用非手术治疗，可能使相当一部分患者的症状减轻、生活质量改善和生存期延长。肝癌常用的非手术治疗如下。

◎ **局部消融治疗**：主要包括射频消融、微波消融、冷冻治疗、高功率超声聚焦消融以及无水乙醇注射治疗，具有微创、安全、简便和易于多次施行的特点。

◎ **肝动脉介入治疗**：包括肝动脉灌注化疗、肝动脉栓塞和肝动脉栓塞化疗。

◎ **放射治疗**：放疗是恶性肿瘤的基本治疗手段之一。20 世纪 90 年代中期之后，现代精确放疗技术发展迅速，包括三维适形放疗、调强适形放疗和立体定向放疗等日益成熟和广泛应用，为采用放疗手段治疗肝癌提供了新的机会。

◎ **系统化疗**：肝细胞癌是对含奥沙利铂等新型化疗方案具有一定敏感性的肿瘤。对于没有禁忌证的晚期肝癌患者，系统化疗明显优于一般性支持治疗，不失为一种可以选择的治疗方法。

◎ **分子靶向药物治疗**：索拉非尼是一种口服的多靶点分子靶向药物，多靶点阻断的抗肝细胞癌作用。多项国际多中心 Ⅲ 期临床研究证明，索拉非尼能够延缓肝癌的进展，明显延长晚期患者生存期，且安全性较好。

◎ **中医中药**：中医药有助于减少放、化疗的毒性，改善癌症相关症状和生活质量，可能延长生存期，可以作为肝癌治疗的重要辅助手段。

≫52. 肝癌的局部消融治疗有哪些及其特点如何？

局部消融治疗是借助医学影像技术的引导对肿瘤靶向定位，局部采用物理或化学的方法直接杀灭肿瘤组织一类治疗手段。主要包括射频消融、微波消融、冷冻治疗、高功率超声聚焦消融及无水乙醇注射治疗。具有微创、安全、简便和易于多次施行的特点。而影像引导技术包括 US、CT 和 MRI，而治疗途径有经皮、经腹腔镜手术和经开腹手术 3 种。

53. 肝癌局部消融治疗的适应证有哪些？

通常适用于单发肿瘤，最大径≤5 厘米；或肿瘤数目≤3
个，且最大直径≤3 厘米。无血管、胆管和邻近器官侵犯以及远
处转移。肝功能分级为 Child-Pugh A 级或 B 级，或经内科护肝
治疗达到该标准。有时，对于不能手术切除的直径>5 厘米的单
发肿瘤，或最大直径>3 厘米的多发肿瘤，局部消融可以作为姑
息性综合治疗的一部分，但是需要严格掌握。

54. 肝癌局部消融治疗的禁忌证有哪些？

肝癌局部消融治疗的禁忌证如下。
• 肿瘤巨大或弥漫型肝癌。
• 合并门脉主干至二级分支癌栓或肝静脉癌栓、邻近器官
侵犯或远处转移。
• 位于肝脏脏面，其中 1/3 以上外裸的肿瘤。
• 肝功能分级为 Child-Pugh C 级，经护肝治疗无法改善者。
• 治疗前 1 个月内有食管-胃底静脉曲张破裂出血。
• 不可纠正的凝血功能障碍和明显的血象异常，具有明显
出血倾向者。
• 顽固性大量腹水，恶病质。
• 合并活动性感染，尤其是胆管系统炎症等。
• 肝肾、心肺和脑等重要脏器功能衰竭。
• 意识障碍或不能配合治疗的患者。
同时，第一肝门区肿瘤应为相对禁忌证；肿瘤紧贴胆囊、
胃肠、膈肌或突出于肝包膜为经皮穿刺路径的相对禁忌证；伴
有肝外转移的肝内病灶不应视为绝对禁忌，有时仍可考虑采用
局部消融治疗控制局部病灶发展。

55. 射频消融治疗中晚期肝癌存在哪些困难?

射频消融是肝癌微创治疗的代表性治疗方式,其优点是操作方便,可以避免开腹手术,住院时间短,疗效确切,花费相对较低。对于小肝癌,其远期疗效与肝移植和肝切除相似。但对于中晚期肝癌,射频消融主要存在如下难题:①大的肿瘤不易整体灭活;②邻近心膈面、胃肠、胆囊和肝门等外周区域的肿瘤安全范围不足,易发生并发症;③侵犯邻近大血管或肿瘤富血供致热量损失(即"热沉效应"),造成肿瘤易残留复发;④对于>5厘米肿瘤,射频消融治疗难以获得根治性疗效,易遗漏小卫星灶,而造成复发率高。

56. 对于≤5厘米的肝癌是首选外科手术还是经皮消融治疗?

对于≤5厘米的肝癌是首选外科手术还是经皮消融治疗,目前临床上存在着争议。数项临床研究结果显示局部消融治疗可以获得与手术切除治疗相近的远期生存疗效。但是两者相比,外科手术切除的优势是积累的经验丰富、普及率高和复发率低,而经皮局部消融具有并发症发生率低、恢复快和住院时间短的特点。在临床实践中,应该根据患者的体质和肝功能,肿瘤的大小、数目、位置,本单位的技术力量以及患者的意愿等,全面考虑后选择合适的初始治疗手段。

通常认为,如果患者能够耐受解剖性肝切除,应首选外科切除,可以同时清除相应肝段或肝叶的微小转移灶,有效地防止术后复发。因此,外科治疗仍是≤5厘米的肝癌治疗首选,对于同时满足局部手术治疗和消融治疗指征的≤5厘米的肝癌,在有条件时还是进行手术治疗,而局部消融可作为手术切除之外

的另一种治疗选择。对于 2~3 个癌灶位于不同区域、肝功能差
不能进行切除手术者,包括肝功能 Child-Pugh B 级或经保肝治
疗后可达 B 级者,可以考虑局部消融治疗。对于肝脏深部或中
央型≤3 厘米的肝癌,局部消融可以达到手术切除疗效,获得微
创下根治性消融,可以优先选择。对于 3~5 厘米的肝癌,通过
选择适宜的仪器针具、掌握合理的消融技术和积累一定的治疗
经验等,可以提高治疗效果。一般认为,局部消融后多数患者
还需要采用综合性辅助治疗。

57. 肝动脉介入治疗的基本原则是什么?

肝动脉介入治疗的基本原则是:①要求在数字减影血管造
影机下进行;②必须严格掌握临床适应证;③必须强调治疗的
规范化和个体化。

58. 肝动脉介入治疗的适应人群有哪些?

肝动脉介入治疗的适应人群:①不能手术切除的中晚期原
发性肝癌患者;②可以手术切除,但由于其他原因(如高龄、
严重肝硬化等)不能或不愿接受手术的患者。对于上述患者,
介入治疗可以作为非手术治疗中的首选方法。

59. 肝动脉介入治疗的主要适应证是什么?

肝动脉介入治疗的主要适应证如下。

• 不能手术切除的中晚期肝癌,无肝肾功能严重障碍,包
括以下几种。①巨块型肝癌:肿瘤占整个肝脏的比例<70%;
②多发结节型肝癌;③门静脉主干未完全阻塞,或虽完全阻塞
但肝动脉与门静脉间代偿性侧支血管形成;④外科手术失败或

术后复发者；⑤肝功能分级（Child-Pugh）A 级或 B 级，体力状况评分（ECOG）0～2 分；⑥肝肿瘤破裂出血及肝动脉-门静脉分流造成门静脉高压出血。

• 肝肿瘤切除术前应用，可使肿瘤缩小，有利于二期切除，同时能明确病灶数目。

• 小肝癌，但不适合或者不愿意进行手术、局部射频或微波消融治疗者。

• 控制局部疼痛、出血以及栓堵动静脉瘘。

• 肝癌切除术后，预防复发。

60. 肝动脉介入治疗的主要禁忌证是什么？

肝动脉介入治疗的主要禁忌证如下。

• 肝功能严重障碍（Child-Pugh C 级）。

• 凝血功能严重减退，且无法纠正。

• 门静脉主干完全被癌栓栓塞，且侧支血管形成少。

• 合并活动性感染且不能同时治疗者。

• 肿瘤远处广泛转移，估计生存期＜3 个月者。

• 恶病质或多器官功能衰竭者。

• 肿瘤占全肝比例≥70％癌灶；如果肝功能基本正常，可考虑采用少量碘油乳剂分次栓塞。

• 外周血白细胞和血小板显著减少，白细胞＜3.0×10^9/升（非绝对禁忌，如脾功能亢进者，与化疗性白细胞减少有所不同），血小板＜60×10^9/升。

61. 肝动脉灌注化疗的适应证和禁忌证是什么？

具体见表 4-1。

表 4-1 肝动脉灌注化疗的适应证和禁忌证

适应证	禁忌证
(1) 失去手术机会的原发或继发性肝癌 (2) 肝功能较差或难以超选择性插管者 (3) 肝癌手术后复发或术后预防性肝动脉灌注化疗	(1) 肝功能严重障碍者 (2) 大量腹水者 (3) 全身情况衰竭者 (4) 白细胞和血小板显著减少者

62. 肝动脉栓塞的适应证和禁忌证是什么?

具体见表 4-2。

表 4-2 肝动脉栓塞的适应证和禁忌证

适应证	禁忌证
(1) 肝肿瘤切除术前应用,可使肿瘤缩小,利于切除。同时能明确病灶数目,控制转移 (2) 无肝肾功能严重障碍、无门静脉主干完全阻塞、肿瘤占据率小于 70% (3) 外科手术失败或切除术后复发者 (4) 控制疼痛,出血及动静脉瘘 (5) 肝癌切除术后的预防性肝动脉化疗栓塞术 (6) 肝癌肝移植术后复发者	(1) 肝功能严重障碍,属 Child-Pugh C 级 (2) 凝血功能严重减退,且无法纠正 (3) 门静脉高压伴逆向血流以及门脉主干完全阻塞,侧支血管形成少者(若肝功基本正常可采用超选择导管技术对肿瘤靶血管进行分次栓塞) (4) 感染,如肝脓肿 (5) 全身已发生广泛转移,估计治疗不能延长患者生存期 (6) 全身情况衰竭者 (7) 癌肿占全肝 70% 或以上者(若肝功能基本正常可采用少量碘油分次栓塞)

63. 肝动脉化疗栓塞术（TACE）治疗肝癌的局限性有哪些？

局限性主要表现在：①由于栓塞不彻底和肿瘤侧支血管建立等原因，TACE常难以使肿瘤达到病理上完全坏死；②TACE治疗后由于肿瘤组织缺血和缺氧，残存肿瘤的缺氧诱导因子水平升高，从而使血管内皮生长因子高表达。这些因素可导致肝内肿瘤复发和远处转移。

64. TACE术后有哪些常见的不良反应？

栓塞后综合征是TACE治疗的最常见不良反应，主要表现为发热、疼痛、恶心和呕吐等。发热、疼痛的发生原因是肝动脉被栓塞后引起局部组织缺血、坏死，而恶心、呕吐主要与化疗药物有关。此外，还有穿刺部位出血、白细胞下降、一过性肝功能异常、肾功能损害以及排尿困难等其他常见不良反应。一般来说，介入治疗术后的不良反应会持续5～7天，经对症治疗后大多数患者可以完全恢复。

65. 肝癌的放疗指征是什么？

• 主要适用于：①一般情况好，如KPS（体力状态评分）≥70分，肝功能Child-Pugh A级，单个病灶；②手术后有残留病灶者；③需要肝脏局部肿瘤处理，否则会产生严重的并发症，如肝门的梗阻，门静脉和肝静脉的瘤栓；④远处转移灶的姑息治疗，如淋巴结转移、肾上腺转移及骨转移时，可以减轻患者的症状，改善生活质量。

• 作为肝癌的综合治疗的重要手段，放疗的适应证：①局限于肝内肝细胞癌，放疗联合肝动脉介入治疗，可以显著提高有效率和生存率。②肝细胞癌伴癌栓，放疗可针对外科或介入治疗后出现的癌栓以及原发灶的癌栓（包括下腔静脉癌栓），可以延长患者生存期。③肝细胞癌伴淋巴结转移，放疗可显著改善淋巴结转移的肝细胞癌患者的生存期。④肝细胞癌肾上腺转移，放疗可缓解肾上腺转移灶出现的症状，但尚无证据说明放疗可以延长生存期。⑤肝细胞癌骨转移，放射治疗的目标为缓解症状从而提高患者生存质量，但无证据说明能够延长患者生存期。⑥肝内胆管细胞癌（ICC），放疗可延长切除术后切缘阳性和不能切除的 ICC 患者的生存期。上述对肝癌的放疗，大多是属于姑息性手段，疗效较差，即使能延长生存期，也比较短，尚不能取代肝癌的传统治疗；但是针对上述临床情况的其他疗法，也未能显示有更好的疗效和更强的循证医学证据，因此，目前放疗仍然是可供选择的重要治疗方法之一，特别是针对肝外的转移病灶。

66. 肝癌放疗前行 TACE 的目的是什么？

有以下目的：①肝动脉造影可以明确肝内肿瘤病灶的大小和数目。②TACE 可以杀死大部分由肝动脉供血的中央癌组织，而周边主要由静脉供血的癌细胞最活跃，放射治疗可有效控制这部分癌组织。③化疗药物滞留在病灶内为后续的放射治疗增敏，促进肿瘤坏死。④TACE 后碘油选择性潴留在病灶内，使病灶定位更加准确，有利于靶区的勾画。且 TACE 后肿瘤明显缩小，可以降低放射治疗治疗剂量，同时也能减少正常肝组织和肝外放射敏感组织的损伤。⑤放射治疗与化疗交替进行，能对同一肿瘤中不同亚群细胞发生作用，且动脉化疗使肿瘤 G_0 期细胞进入增殖周期，肿瘤细胞周期同步化，乏氧细胞的再氧合，减少肿瘤细胞对放射治疗的抗拒性，有利于杀死残存的肿瘤细胞。

67. 肝癌放疗的并发症有哪些?

放疗的并发症包括急性期（放疗期间）不良反应及放疗后期（4个月内）的肝损伤。

◎ **急性期（放疗期间）不良反应**：①厌食、恶心、呕吐，较严重的有上消化道出血；②急性肝功能损害：表现为胆红素上升，血清 ALT 上升；③骨髓抑制，特别是在大体积的肝脏受照的患者，或伴脾功能亢进的患者。

◎ **放疗的后期损伤**：主要是放射诱导的肝病（radiation induced liver disease，RILD），常见于：已接受过肝脏高剂量的放疗；在放疗结束后发生。

68. 放射诱导性肝病（RILD）的临床表现及诊断标准如何?

典型的 RILD 发病快，患者在短期内迅速出现大量腹水和肝脏肿大，伴碱性磷酸酶（ALP）升高到＞正常值的 2 倍，或丙氨酸氨基转移酶（ALT）上升至＞正常值的 5 倍；非典型 RILD 仅有肝脏功能的损伤，ALP＞正常值 2 倍，或 ALT 上升至＞正常值的 5 倍；没有肝脏的肿大和腹水。

69. 射波刀治疗肝癌有哪些优势?

放疗是恶性肿瘤的基本治疗手段之一，但在 20 世纪 90 年代以前，由于放疗的效果较差，且对肝脏损伤较大，因此对肝癌患者较少进行放疗。20 世纪 90 年代中期之后，现代精确放疗技术发展迅速，为采用放疗手段治疗肝癌提供了新的机会。射波刀（Cyber knife）是目前世界上最先进的肿瘤放射治疗系统。具有在线校位、呼吸门控到实时跟踪，图像引导放疗等功能，呼吸同步追踪系统，引导加速器持续跟踪肿瘤运动进行同步照射，临床精度达到 1 毫米以下。射波刀实现了精确治疗，提高肿瘤区剂量，减少了周围正常组织的受照剂量，提高治疗增益比。

70. 射波刀治疗小肝癌效果如何？

小肝癌目前仍以手术为首选治疗方法，也可选择肝移植术和射频消融治疗。小肝癌手术切除后 5 年生存率报道不一，一般在 80%～90%。解放军 302 医院肿瘤放疗中心自 2011 年建科以来，已累计射波刀放射治疗小肝癌 100 余例，2 年存活率在 90%左右，与手术疗效相近。

71. 射波刀治疗肝癌前为何要行金标植入？

金标植入的目的是在肿瘤内或旁植入至少 3 颗金标，为射波刀治疗提供追踪目标。金标植入是非常关键的一步，其直接决定了肿瘤的照射精度，可以概括为金标植入准确，照射才能准确，反之，金标植入不准确，其他操作准确，照射也是不准确的。

72. 什么是肝癌靶向治疗？适合哪些人群？疗效如何？

肝癌发病机制十分复杂，其发生、发展和转移与多种基因的突变、细胞信号传导通路和新生血管增生异常等密切相关，其中存在着多个关键性环节，正是进行分子靶向治疗的理论基础和重要的潜在靶点。分子靶向药物治疗在控制肝癌的肿瘤增殖、预防和延缓复发转移及提高患者的生活质量等方面具有独特的优势。

索拉非尼是一种口服的多靶点、多激酶抑制药，发挥多靶点阻断的抗肝癌作用。索拉非尼能够延缓肝癌的进展，明显延长晚期患者生存期，且安全性较好。目前，索拉非尼已相继获得欧洲 EMEA、美国 FDA 和我国 SFDA 等批准，用于治疗不能手术切除和远处转移的肝癌。其常规用法为 400 毫克，口服，每日 2 次；应用时需注意对肝功能的影响，要求患者肝功能为 Child-Pugh A 级或相对较好的 B 级；肝功能情况良好、分期较早、及早用药者的获益更大。

73. 哪些肝癌患者适合使用分子靶向药物索拉菲尼？

用于治疗不能手术切除和远处转移的原发性肝癌。要求患者肝功能为 Child-Pugh A 级或相对较好的 B 级；肝功能情况良好、分期较早、及早用药者的获益更大。索拉非尼与肝动脉介入治疗或系统化疗联合应用，可使患者更多地获益，已有一些临床观察和研究证实；至于与其他治疗方法（手术、射频消融和放疗等）联合应用，正在进行研究。2009 年 ORIENTAL 研究的亚组分析发现，无论患者年龄、微血管浸润、肝外转移、ECOG 评分（体力状态评分）、乙型肝炎感染情况如何，肝癌患者均能从索拉非尼治疗中获益，但无肝外转移和（或）微血管浸润者更能从中显著获益，提示不同预后患者接受索拉非尼治疗的获益程度不同。SHARP 研究的亚组分析亦显示，索拉非尼治疗可使 BCLC B 或 C 期患者获益，总生存期分别达到 14.5 个月和 9.7 个月，ECOG 0~2 分的患者均可从索拉非尼治疗中总生存期获益，但 ECOG 0 分者获益更显著（13.3 个月），长于

ECOG 1~2 分者的 8.9 个月。

74. 肝癌化疗效果如何？

单药有效率都比较低（一般小于 10%），缺乏高级别的循证医学证据表明具有生存获益；仅个别研究提示，与最佳支持治疗相比，含阿霉素的系统化疗可能延长晚期肝细胞肝癌患者总的生存时间；同时，可重复性差，不良反应明显，严重影响了其临床应用和疗效。一般来说药物量使用越大，对癌细胞的治疗效果越好，相应的不良反应也会越大。但如果认为不良反应越大，就是治疗效果越好，是不正确的。癌细胞具有一定的耐药性，药物增加到一定程度，癌细胞会产生一定的抗药性，作用也会越来越低，但不良反应却是越来越大。

75. 哪些肝癌患者适合系统化疗？

适合系统化疗的患者：①合并有肝外转移的晚期患者；②虽为局部病变，但不适合手术治疗和肝动脉介入栓塞化疗者，如肝脏弥漫性病变或肝血管变异；③合并门静脉主干或下腔静脉瘤栓者；④多次肝动脉栓塞化疗（TACE）后肝血管阻塞以及或介入治疗后复发的患者。

76. 肝癌的中医药治疗现状如何？

中医药有助于减少放、化疗的毒性，改善癌症相关症状和生活质量，可能延长生存期，可以作为肝癌治疗的重要辅助手段。除了采用传统的辨证论治、服用汤药之外，多年来我国药监部门业已批准了若干种现代中药制剂，包括消癌平、康莱特、华蟾素、榄香烯和得力生注射液及其口服剂型等用于治疗肝癌，在临床上已经广泛应用和积累了许多实践经验，具有一定的疗效和各自的特点，患者的依从性、安全性和耐受性均较好，但是这些药物已上市多年，早期的实验和临床研究比较薄弱，尚缺乏高级别的循证医学证据加以充分支持，需要积极进行深入研究。

77. 生物治疗肝癌效果如何？

生物治疗是继手术、放疗和化疗后发展的第四类癌症治疗方法，系利用和激发机体的免疫反应来对抗、抑制和杀灭癌细胞。与传统的治疗方法不同，生物治疗主要是调动人体的天然抗癌能力，恢复机体内环境的平衡，相当于中医的"扶正培本，调和阴阳"。免疫疗法和基因疗法均属于生物治疗，目前临床上应用得较多的是免疫疗法。一般认为生物治疗可以改善肝癌患者的生活质量，有助于提高抗肿瘤疗效，降低术后复发率。适当应用胸腺素 α_1 可以增强机体的免疫功能，具有辅助抗病毒和抗肿瘤作用；而乙型病毒性肝炎相关肝癌患者切除术后，长期应用 α 干扰素及其长效制剂作为辅助治疗，可以有效地延缓复发和降低复发率。

78. 如何能在早期发现肝癌？

强调肝癌的早期筛查和早期监测。常规监测筛查指标主要包括血清甲胎蛋白（AFP）和肝脏超声检查（US）。对于年龄≥40 岁的男性或年龄≥50 岁女性，具有 HBV 和（或）HCV 感染、嗜酒、合并糖尿病以及有肝癌家族史的高危人群，一般是每隔 6 个月进行 1 次检查。一般认为，AFP 是肝细胞癌相对特异的肿瘤标志物，AFP 持续升高是发生肝细胞癌的危险因素。

79. 肝癌会传染吗?

肝癌属于恶性肿瘤，和患者的生活环境、饮食情况、空气污染情况、精神压力、化学物质的刺激、家族史有一定的关系，但不是传染性疾病，所以肝癌是不会传染的。我国肝癌患者大多有慢性乙肝、肝硬化的背景，而乙肝病毒是具有传染性的。

80. 平时如何护理肝癌患者?

平时护理肝癌患者，要注意以下几点。

• 患者不宜吃过于刺激的食物，要以清淡为主，多补充一些维生素，多吃新鲜蔬菜，还要补充适量的优质蛋白，禁食过硬、过热、过冷和不易消化的食物。

• 在疾病晚期，患者体质较弱。因此，要保证充足的休息和睡眠，给患者提供一个安静舒适的环境。长期卧床者需要定时翻身、按摩双下肢避免形成血栓，保证个人卫生。

• 家属要注意心理安慰患者，并给予患者克服悲观、恐惧心理的勇气，使患者正视疾病，甚至正视死亡。

81. 肝癌患者在饮食方面应注意什么?

肝癌患者饮食应该注意以下几点。

(1) 肝癌患者消耗较大，必须保证有足够的营养。衡量患者的营养状况的好坏，最简单的方法就是能否维持体重。而要使体重能维持正常的水平，最好的办法就是要保持平衡膳食。

(2) 脂肪与蛋白质。高脂肪饮食会影响和加重病情，而低脂肪饮食可以减轻肝癌患者恶心、呕吐、腹胀等症状。肝癌患者食欲差，进食量少，如果没有足够量的平衡膳食，必须提高膳食的热量和进食易于消化吸收的粗脂肪，应多吃富含蛋白质的食物，尤其是优质蛋白质，如瘦肉、蛋类、豆类、奶类等，以防止白蛋白减少。但是在肝癌晚期，肝功能不好时，要控制蛋白质的摄入，以免过多进食蛋白质诱发肝性脑病。

（3）维生素：维生素 A、维生素 C、维生素 E、维生素 K 等都有一定的辅助抗肿瘤作用。维生素 C 主要存在于新鲜蔬菜、水果中。胡萝卜素进入人体后可转化为维生素 A，所以肝癌患者应多吃含维生素多的蔬菜和水果。

（4）无机盐：即矿物质。营养学家把无机盐分为两类，常量元素，如钙、钠、钾等；微量元素，如硒、锌、碘等。科学家发现，硒、铁等矿物质具有抗癌作用。

（5）肝癌患者多有食欲缺乏、恶心、腹胀等症状，故应进食易消化食物。一般可选加糖牛奶、鸡蛋、藕粉等，并适当加一些含食盐的主食配制的饮食。病情稳定后，可在上述主食的基础上，适当地加用稀饭、面条、碎肉、菜泥等，最好在饮食中增加一些纤维素少和维生素多的果、菜类。

82. 晚期肝癌需要治疗吗？

由于肝癌早期症状不明显，很多肿瘤发现时已处于中晚期。对于晚期患者而言，病情的加重，体质的虚弱等都给治疗造成了很大的困难，但是却并不是无可奈何的。及时、积极的对症支持治疗对自身的生命也是有很大帮助的。不仅如此，在积极治疗的同时，再辅以饮食、生活、心理等多方面的帮助，对于提高患者的生存质量是很有帮助的。

83. 人们对肝癌的认识误区有哪些？

◎ 误区一：凡是肝炎都会变成肝癌。

肝炎是很广泛的含意，任何因素引起的肝脏炎症性变化都可以称为肝炎，但是，人们通常所说的肝炎，是指由肝炎病毒引起的肝炎。此类肝炎有传染性，故又称为传染性肝炎。

甲型与戊型肝炎是一类，这类肝炎大多可自愈，不会转变为慢性，更不会发展成肝硬化或肝癌。乙型、丙型肝炎病毒感染可演变为慢性肝炎，甚至导致肝硬化、肝癌。需要注意的是，丙型肝炎演变为肝硬化、肝癌的概率超过乙型肝炎。因此丙肝病人更应该积极治疗，防止向肝硬化、肝癌方向发展。

◎ **误区二**：与肝癌患者接触会传染。

感染特定病原体，如感染细菌、病毒和寄生虫的患者，通过一定的传染途径，将这些病原体传播给正常人的过程叫传染，由这些病原体引起的疾病称为传染病。肝癌是人体自身细胞发生恶变、异常增生的恶性疾病，并无病原体排出，因而不是传染病，不会传染。有些肝癌患者出现黄疸，是肝功能受损或肝内胆管受压迫所致，并非并发了急性黄疸型肝炎，所以也不会传染。

但需要注意的是，由于肝癌大多数是在乙肝基础上发生的，而乙肝可以通过密切接触传染。所以曾与患过乙肝的肝癌患者密切接触的人，需要时可以接种乙肝疫苗，以预防乙肝的传染。

◎ **误区三**：肝功能正常就不会是肝癌。

肝功能试验是诊断肝炎、肝硬化的一项重要依据，它能敏感地反映肝脏功能受损的程度。在临床上，常常可以看到一些肝癌患者的肝功能正常，人们便疑虑，肝功能正常怎么会是肝癌呢？肝癌和肝炎、肝硬化不同，它是一种局限性病变，即使是弥漫性肝癌，许多小的癌结节弥漫分布于全肝脏内，也只是一部分肝细胞发生了癌变，其余肝细胞仍然正常。由于肝脏有强大的代偿功能，一部分肝细胞可以替代全部肝细胞的功能，所以，肝癌患者的肝功能检验结果仍然可以正常。

当然，肝癌的肝功能试验有时也会不正常，这大多数是因为肝癌还合并了活动性肝炎或无代偿能力的肝硬化所致。也有少数晚期肝癌患者，因癌肿占据了肝脏的大部分，剩余的正常肝细胞已经很少，以致不能代偿正常的功能。由此可见，不能因肝功能正常而排除肝癌，也不能因肝功能异常而诊断为肝癌。

84. 为何我国大多数肝癌患者确诊时已发展至中晚期?

肝功能化验是了解肝功能基本情况的一种手段。对于没有肝炎的正常人来说，这项检查是可以确保肝脏正常与否的标准，但对于患有肝炎或有肝炎病史的人来说，这项检查已经不能够全面体现肝脏状况了。这主要和肝脏的特性有关，肝脏具有很强大的再生能力和储备功能，即便被癌细胞侵蚀，肝脏也在不停地进行自我修复和再生。所以，即使肝脏已经被肿瘤侵蚀过半，但只要肝脏 1/3 的肝细胞正常运转，肝功能也可能是正常的，身体也不会有明显不适感。这也就解释了为什么一些患者无任何不适，肝脏上的恶性肿瘤却已经有拳头那么大了。加上早期肝癌无任何症状，极易延误病情。患者一旦出现腹痛、食欲缺乏等症状，通常已经是肝癌中晚期了。我国是乙肝大国，乙肝是肝癌的主要病因之一，慢性乙肝、肝硬化患者不定期进行肝癌的筛查，也是延误早期治疗的主要原因之一。

85. 脂肪肝会发展成肝癌吗?

脂肪肝可防可控、可轻可重，假如脂肪肝患者在正规的肝病医院进行科学治疗的话，是能够逆转、康复的，当然也就不会发展为肝癌。假如脂肪肝长期得不到有效控制及治疗，使肝脏长期处于脂肪浸润状态，就可能导致肝细胞的缺血性坏死，严重的可诱发肝硬化甚至肝癌的发生。由此可见，脂肪肝癌变的可能是有的，积极有效控制并治疗脂肪肝，对预防癌变率是很有成效的。

86. 霉变的食物会诱发肝癌吗?

在我国的肝癌高发区（如江苏的启东、广西的扶绥）发现当地的粮食污染黄曲霉毒素较严重。因此，流行病学研究证据显示，粮食污染黄曲霉毒素和肝癌的发生有密切关系。我国的科学工作者，用霉变的花生、玉米喂饲大鼠，成功地诱发了大鼠的肝癌，也进一步证实了霉变的食物可以诱发肝癌。

87. 什么是肝癌患者的知情权?

我国很多肿瘤患者不是死于肿瘤，而是死于对肿瘤的高度恐惧及恐惧本身带来的盲目应对。许多患者不知道自己生了癌或尚未确诊之前，常常活得很好。一旦确诊或者得知自己生了癌，病情便急剧恶化，癌细胞也呈加速发展。究其原因，都是因为心态作祟。相关专家指出，患者虽然对病情有知情权，但是患者的"知情权"应让位于"生存权"，只主张"适当告知原则"。也就是在适当的时候，以适当的方式，告知其适当的部分。所谓"适当的时候"指治疗 3～5 个月以后，一般患者最敏感、最脆弱、最容易因得知患癌而出现心理"休克"的时期已过。这样做可以让当事人更积极配合后续漫长而往往比较痛苦的治疗过程。而且此时告知，对患者的心理伤害也最小。当然，最关键的还是以什么方式告知：直截了当对有些文化层次较高、心理素质较好的最为合适；但对擅疑虑、情绪不易稳定者不适用。此外，所谓"适当部分"是指所告知的病情严重程度要视患者的心理接受能力、可能的预后情况等决定。除病情较轻外，一般均不宜和盘托出，特别是过早全盘告知。至于对高龄肿瘤患者，我们总的原则是不告知或少告知为妙。

88. 肝癌患者能正常工作吗？

肝癌患者应忌劳累、烟酒、刺激性食物和油炸食物，宜保持心情愉快，心态乐观，所以肝癌患者可以参加一些相对轻松的工作，不宜参加易劳累的工作，不论是体力劳动还是脑力劳动，都不宜过度。

89. 肝癌患者能熬夜吗？

熬夜是肝病患者的大忌。劳累、生活不规律都会使肝病患者的疾病加重或复发，因此尽可能地不要熬夜。如果不得已需要熬夜，要学会让熬夜对身体的伤害减到最小。首先要补充睡眠；其次补充能量，尤其是维生素等。

90. 肝癌患者能饮酒吗？

肝癌患者应该禁酒。酒进入人体后，90％以上要经过肝脏代谢，大量饮酒使肝脏超负荷工作，造成肝细胞受损。大量饮酒对肝癌的发生有明显的促进作用，主要是由于酒精在体内会代谢产生乙醛，而乙醛已被证实对动物肝细胞有明显的毒性和致癌作用。

91. 肝癌患者日常用药需要注意什么？

肝脏是人体重要的消化、代谢、排毒器官，肝癌患者一般肝功基础较差，因此肝癌患者用药需要特别注意，原则上禁用损肝药物。但很多家属治疗心切，滥用多种化疗药物、中药甚至偏方，结果往往适得其反，加重肝脏负担，加重病情。因此最好遵医嘱用药，不可滥用药物。

92. 肝癌患者能吃辛辣的食物吗？

尽量别吃辛辣食物，饮食原则上多食用一些富含维生素的食物，保证其体内维生素的需求，进餐习惯上以少食多餐为好，合理控制饮食，禁忌食用一些腌制、熏烤、油炸食物，可以尽量多食用一些抗癌的食物。

93. 为什么肝炎患者容易患肝癌？

肝癌可能与肝细胞的炎症坏死及再生有关。肝炎病毒感染导致肝脏损伤后伴有持续的肝细胞增殖，细胞增殖加速可引起一系列获得性 DNA 异常，进而抑制凋亡，促进肝细胞恶性转化，同时细胞迅速增殖加速也容易使 DNA 突变得以保留并迅速克隆性扩张，最后导致肝癌的发生。

94. 乙肝病毒与肝癌的关系如何？

• 肝癌患者血清中乙型肝炎病毒标记物阳性高达 90% 以上。

• 肝癌高发区 HBsAg 阳性者发生肝癌机会比阴性者高 6～50 倍。

• HBV 的 X 基因可改变 HBV 感染的肝细胞的基因表达，与癌变可能有关。

• 肝癌可能与肝细胞的炎症坏死和再生有关。肝炎病毒感染导致肝脏损伤后伴有持续的肝细胞增殖，细胞增殖加速，可引起一系列获得性 DNA 异常，进而抑制凋亡，促进肝细胞恶性转化，同时细胞增殖加速也容易使 DNA 突变得以保留并迅速克隆性扩张，最后导致肝癌的发生。

综上说明乙型肝炎病毒与肝癌关系密切，是肝癌发生的重要危险因素。

95. 黄曲霉菌与肝癌的关系如何？

含黄曲霉的食物被摄取后，经吸收进入肝脏，引起肝细胞变性、坏死，继而诱发肝癌。黄曲霉毒素有很强的致肝癌作用。同时与乙肝病毒有协同致肝癌作用。黄曲霉菌适合高温、高湿的气候环境中生长繁殖，尤其是夏季的霉变食物及谷物、饲料等，最易被黄曲霉菌污染而产生黄曲霉毒素。易发生霉变的食物有大米、麦子、大豆、花生、玉米等。所以避免食用上述霉变食物。

96. 肝癌患者需要补充维生素吗？

任何肝癌患者在日常饮食中都要补充充足的维生素，维生素 A、维生素 C、维生素 E、维生素 K 等都有一定的辅助抗肿瘤作用。尤其在肝癌饮食中补充维生素 C，因为长期肝病的患者可有贫血，补充维生素 C 能增加铁的吸收，减少肝脏的负担，所以在肝癌的饮食中，应食用西红柿、绿叶蔬菜、萝卜等多种新鲜水果和蔬菜。所以饮食原则上多食用一些富含维生素的食物，保证其体内维生素的需求。

97. 肝癌患者为何会出现低血糖？

• 肝癌患者食欲缺乏，消化、吸收功能障碍，导致葡萄糖摄入不足。

• 肝癌细胞会分泌胰岛素或胰岛素样物质，这些物质能够降低血糖。

• 因为肝细胞的存活或增殖需要代谢葡萄糖，加上残留肝组织的糖原储备不足，而肝癌巨大时能够消耗大量的葡萄糖。

• 肿瘤压迫腹膜未知感受器，阻止交感神经对肝脏之兴奋，不能激活糖原和有效地缓冲血糖水平。

• 肝癌低血糖症状的对症治疗非常容易，及时补充葡萄糖后上述症状能迅速缓解，但如果要从根本上解决问题，就要从肝癌治疗入手。

98. 乙肝患者发生肝癌后还需要抗病毒治疗吗?

仍然需要抗病毒治疗。只要 HBV-DNA 阳性就有必要加用抗病毒药物，即使阴性现在也有人主张加上抗病毒药物。我们国家的肝癌患者大部分是与肝硬化、肝炎同时存在，抗病毒治疗可以减轻肝脏的炎症损伤，稳定肝功能，而且肝癌接受各种治疗，经常容易导致病毒再激活，使用抗病毒药物可以很大程度上减少各种治疗导致乙肝病毒再激活，减少乙肝相关并发症的发生，不仅需要抗病毒，而且还需终身使用。

99. 不及时治疗肝癌的后果如何?

肝脏是人体最大的实质性器官，承担人体的各类重要代谢功能。因此，肝脏一旦出现恶性肿瘤将导致危及生命的严重后果。肝癌恶性程度高，被称为"癌中之王"，不及时治疗，短期内会迅速进展，特别是早期肝癌，会失去可能治愈的机会。对于中晚期肝癌，及时、适度的治疗也可以达到延长生命、提高生活质量的目的。

100. 小肝癌能治愈吗?

　　中国小肝癌的诊断标准是：单个癌结节最大直径不超过 3 厘米；多个癌结节数目不超过两个，其最大直径总和小于 3 厘米。对于大多数癌症来说，手术切除是实现治愈的主要手段。小肝癌目前首选治疗仍是手术切除，有报道小肝癌手术切除术后 5 年生存率在 80% 左右，部分患者达到了治愈的标准。

（段学章　张　弢　王　卉　孙　静　孙颖哲
范毓泽　李　欢）

附录 A 慢性乙型肝炎防治指南推荐意见（2015 版）

有关慢性乙型肝炎防治指南推荐意见的证据等级和推荐等级见下表。

附表　推荐意见的证据等级和推荐等级

级别	详细说明
证据级别	
A. 高质量	进一步研究不大可能改变对该疗效评估结果的信心
B. 中等质量	进一步研究有可能对该疗效评估结果的信心产生重要影响
C. 低质量	进一步研究很有可能影响该疗效评估结果，且该评估结果很可能改变
推荐等级	
1. 强推荐	充分考虑到了证据的质量、患者可能的预后情况及治疗成本而最终得出
2. 弱推荐	证据价值参差不齐，推荐意见存在不确定性，或推荐的治疗意见可能会有较高的成本疗效比等，更倾向于较低等级的推荐

一、流行病学和预防

推荐意见 1：对 HBsAg 阳性母亲的新生儿，应在出生后 24 小时内尽早（最好在出生后 12 小时内）注射乙型肝炎免疫球蛋白，剂量应≥100 单位，同时在不同部位接种 10 微克重组酵母乙型肝炎疫苗，在1个月和6个月时分别接种第2和第3针乙型肝炎疫苗，可显著提高阻断母婴传播的效果（A1）。

推荐意见2：对新生儿时期未接种乙型肝炎疫苗的儿童应该补种，剂量为10微克重组酵母或20微克仓鼠卵巢细胞重组乙型肝炎疫苗（A1）。

推荐意见3：新生儿在出生12小时内注射乙型肝炎免疫球蛋白和乙型肝炎疫苗后，可接受 HBsAg 阳性母亲的哺乳（B1）。

推荐意见4：对免疫功能低下或无应答者，应增加疫苗的接种剂量（如60微克）和针次；对3针免疫程序无应答者可再接种1针60微克或3针20微克重组酵母乙型肝炎疫苗，并于第2次接种乙型肝炎疫苗后1～2个月检测血清中抗 HBs，如仍无应答，可再接种1针60微克重组酵母乙型肝炎疫苗（A1）。

二、抗病毒治疗推荐意见

（一）HBeAg 阳性慢性乙型肝炎

1. 药物选择

推荐意见5：对初治患者优先选用恩替卡韦、替诺福韦酯或聚乙二醇干扰素（A1）。对于已经开始服用拉米夫定、替比夫定或阿德福韦酯治疗的患者，如果治疗24周后病毒定量＞300拷贝/毫升，改用替诺福韦酯或加用阿德福韦酯治疗（A1）。

2. 推荐疗程

推荐意见6：核苷（酸）类药物的总疗程建议至少4年，在达到 HBV-DNA 低于检测下限、ALT 复常、HBeAg 血清学转换后，再巩固治疗至少3年（每隔6个月复查1次），仍保持不变者，可考虑停药。但延长疗程可减少复发（B1）。

推荐意见7：干扰素 α 和聚乙二醇干扰素 α 的推荐疗程为1年。若经过24周治疗 HBsAg 定量仍＞20 000单位/毫升，建议停止治疗（B1）。

（二）HBeAg 阴性慢性乙型肝炎

1. 药物选择

推荐意见 8：对初治患者优先选用恩替卡韦、替诺福韦酯或聚乙二醇干扰素（A1）。对于已经开始服用拉米夫定、替比夫定或阿德福韦酯治疗的患者，如果治疗 24 周后病毒定量＞300 拷贝/毫升，改用替诺福韦酯或加用阿德福韦酯治疗（A1）。

2. 推荐疗程

推荐意见 9：核苷（酸）类药物治疗建议达到 HBsAg 消失且 HBV-DNA 检测不到，再巩固治疗 1 年半（至少经过 3 次复查，每次间隔 6 个月），仍保持不变时，可考虑停药（B1）。

推荐意见 10：干扰素 α 和聚乙二醇干扰素 α 的推荐疗程为 1 年。若经过 12 周治疗未发生 HBsAg 定量的下降，且 HBV-DNA 较基线下降＜$2\log_{10}$，建议停用干扰素，改用核苷（酸）类药物治疗（B1）。

（三）代偿期和失代偿期乙型肝炎肝硬化

药物选择

推荐意见 11：对初治患者优先推荐选用恩替卡韦或替诺福韦酯（A1）。干扰素 α 有导致肝功能衰竭等并发症的可能，因此禁用于失代偿期肝硬化患者，对于代偿期肝硬化患者也应慎用（A1）。

三、特殊人群抗病毒治疗推荐意见

推荐意见 12：经过规范的普通干扰素 α 或聚乙二醇干扰素 α 治疗无应答的患者，可以选用核苷（酸）类药物再治疗。在依从性良好的情况下，对于使用耐药基因屏障低的核苷（酸）类药物治疗后原发无应答或应答不佳的患者，应及时调整治疗方案继续治疗（A1）。

推荐意见 13：对于所有因其他疾病而接受化疗、免疫抑制药治疗的患者，在起始治疗前都应常规筛查 HBsAg、抗-HBc 和 HBV-DNA，在开始免疫抑制药及化疗药物前 1 周开始抗病毒治疗，优先选择恩替卡韦或替诺福韦酯。对 HBsAg 阴性、抗-HBc 阳性者，若使用 B 细胞单克隆抗体等，可以考虑预防使用抗病毒药物（A1）。

推荐意见 14：对于 HBV 合并 HIV 感染者，若 CD4$^+$ T 淋巴细胞≤500/微升时，无论慢性乙型肝炎处于何种阶段，均应开始针对艾滋病的联合抗病毒治疗（ART），优先选用含有替诺福韦酯加拉米夫定，或替诺福韦酯加恩曲他滨的方案（A1）。

推荐意见 15：对 HBsAg 阳性或 HBV-DNA 阳性的急性、亚急性和慢加急性肝功能衰竭患者应尽早应用核苷（酸）类药物抗病毒治疗，建议选择恩替卡韦或替诺福韦酯（A1）。

推荐意见 16：对 HBV-DNA 阳性的原发性肝癌患者建议应用核苷（酸）类药物抗病毒治疗，并优先选择恩替卡韦或替诺福韦酯（A1）。

推荐意见 17：对于移植前患者 HBV-DNA 不可测的 HBV 再感染低风险患者，可在移植前给予恩替卡韦或替诺福韦酯治疗，术后无须使用乙型肝炎免疫球蛋白（B1）。对于移植肝 HBV 再感染高风险患者，肝移植后主要抗病毒方案为核苷（酸）类药物联合低剂量乙型肝炎免疫球蛋白，其中选择恩替卡韦或替诺福韦酯联合低剂量乙型肝炎免疫球蛋白能更好地抑制肝移植术后乙型肝炎复发（A1）。

推荐意见 18：妊娠期间乙型肝炎发作患者，ALT 轻度升高可密切观察，肝脏病变较重者，在与患者充分沟通并权衡利弊后，可以使用替诺福韦酯或替比夫定抗病毒治疗（A1）。

推荐意见 19：对于抗病毒治疗期间意外妊娠的患者，如应用干扰素 α 治疗，建议终止妊娠（B2）。若应用的是妊娠 B 级药物（替诺福韦酯或替比夫定）或拉米夫定，治疗可继续；若应用的是恩替卡韦或阿德福韦酯，需换用替诺福韦酯或替比夫定继续治疗，可以继续妊娠（A1）。

推荐意见 20：为进一步减少 HBV 母婴传播，免疫耐受期妊娠中后期 HBV-DNA>2×10^6 单位/毫升，在充分沟通知情同意基础上，可于妊娠第 24～48 周开始给予替诺福韦酯、替比夫定或拉米夫定，建议于产后 1～3 个月停药。停药后可以母乳喂养（B1）。

推荐意见 21：对于儿童进展期肝病或肝硬化患儿，应及时抗病毒治疗，但需考虑长期治疗安全性及耐药性问题。1 岁以上儿童可考虑干扰素 α 治疗，2 岁以上可选用恩替卡韦治疗，12 岁以上可选用替诺福韦酯治疗（A1）。

推荐意见 22：对于已经存在肾脏疾患及其高危风险的慢性乙肝患者，应尽可能避免使用阿德福韦酯或替诺福韦酯。对于存在肾损害风险的慢性乙肝患者，推荐使用恩替卡韦或替比夫定治疗（B1）。

附录 B 丙型肝炎防治指南推荐意见（2015 版）

一、肝纤维化非侵袭性诊断

推荐意见 1：可以采用血清学和（或）瞬时弹性成像等影像学等无创诊断方法帮助诊断是否存在丙型肝炎肝硬化或纤维化。目前的无创方法对于肝硬化的诊断效能优于显著肝纤维化（A1）。

推荐意见 2：血清学和瞬时弹性成像等影像学无创指标联合应用，可以提高显著肝纤维化的诊断准确性。当两者结果不一致时，建议行肝活检明确诊断（A1）。

二、抗病毒治疗的适应证

推荐意见 3：所有 HCV-RNA 阳性的患者，只要有治疗意愿，无治疗禁忌证，均应接受抗病毒治疗。

推荐意见 4：聚乙二醇化干扰素 α 联合利巴韦林的方案（PR）仍是我国现阶段 HCV 现症感染者抗病毒治疗的主要方案，可应用于所有基因型 HCV 感染同时无治疗禁忌证的患者。

推荐意见 5：以直接抗病毒药物（directly acting antivirals，DAAs）为基础的抗病毒方案包括 DAA 联合 PR，DAAs 联合利巴韦林，以及不同 DAAs 联合或复合制剂。三种方案可以涵盖几乎所有类型的 HCV 感染者的治疗。即使医疗资源有限，也要在考虑患者意愿、病情及药物可及性的基础上，再决定优先接受抗病毒治疗的患者。

三、聚乙二醇化干扰素 α 联合利巴韦林治疗初治患者及监测

推荐意见 6：一旦确诊为慢性丙型肝炎且血液中检测到

HCV-RNA，即应进行规范的抗病毒治疗。治疗前应根据病毒载量、基因分型、肝纤维化分期以及有无抗病毒治疗禁忌证等综合评估（A1）。

推荐意见 7：在 DAA 上市前，聚乙二醇化干扰素 α 联合利巴韦林仍是我国目前慢性丙型肝炎抗病毒治疗的主要方案（A1）。

推荐意见 8：在接受聚乙二醇化干扰素 α 联合利巴韦林治疗过程中应根据治疗中病毒应答进行个体化治疗。治疗前、治疗 4 周、12 周、24 周应采用高灵敏度方法监测 HCV-RNA 评估病毒应答以指导治疗（B1）。

推荐意见 9：无论何种基因型，如治疗 12 周 HCV-RNA 下降幅度＜2log，或 24 周仍可检测到，则考虑停药（B1）。

推荐意见 10：在治疗过程中应定期监测血液学、生化学和 HCV-RNA 以及不良反应等（B1）。

四、聚乙二醇化干扰素 α 联合利巴韦林治疗经治未获得持续病毒学应答患者

推荐意见 11：既往 PR 治疗复发或无应答的患者应首选考虑 DAAs 治疗（A1）。

推荐意见 12：既往治疗未采用聚乙二醇化干扰素 α 联合利巴韦林，或者治疗的剂量不够、疗程不足导致复发的患者，可给予聚乙二醇化干扰素 α 联合利巴韦林再次治疗，疗程 48 周，治疗监测和停药原则同初治者（B2）。

推荐意见 13：既往治疗复发的患者，如果不存在迫切治疗的需求，例如没有以下情况：显著肝纤维化或肝硬化、HIV 或 HBV 合并感染等、等待肝移植、肝移植后 HCV 复发、明显肝外表现、传播 HCV 的高危个体等，可以选择等待获得可及适合的药物再治疗（A2）。

推荐意见 14：既往治疗未采用聚乙二醇化干扰素 α 联合利巴韦林，或者治疗的剂量不够、疗程不足无应答的患者，可给予聚乙二醇化干扰素 α 联合利巴韦林再次治疗，疗程延长至 72 周，治疗监测和停药原则同初治患者（B2）。

推荐意见 15：既往规范治疗无应答者，可以等待获得可及适合的药物再治疗。但是有迫切治疗需求的患者应尽早进行直接抗病毒药物的治疗（A2）。

五、特殊人群抗病毒治疗推荐意见

推荐意见 16：儿童聚乙二醇化干扰素 α-2a 104 微克/平方米体表面积，聚乙二醇化干扰素 α-2b 60 微克/平方米体表面积，每周 1 次皮下注射，联合利巴韦林 15 毫克/（千克·天），治疗时间同成人。

推荐意见 17：Simeprevir，Daclatasvir 及 Ritonavir Boosted Paritaprevir，Ombitasvir 和 Dasabuvir 均在肝脏代谢，可以用于合并肾功不全患者，而 eGFR<30 毫升/（分钟·1.73 平方米）和终末期肾病的患者使用 Sofosbuvir 目前没有证据。DAAs 治疗方案，无肝硬化患者治疗 12 周，肝硬化患者治疗 24 周。聚乙二醇化干扰素 α 联合利巴韦林应根据 eGFR 调整剂量。

推荐意见 18：肝移植前至少 30 天应该开始抗病毒治疗，防止移植后 HCV 再感染。Sofosbuvir＋RBV（基因 2 型），Sofosbuvir＋Ledipasvir（基因 1、4、5、6 型）或 Sofosbuvir＋Daclatasvir＋RBV（所有基因型）。

推荐意见 19：肝移植后复发或再感染的患者，首选 Sofosbuvir＋RBV 或 Sofosbuvir＋Ledipasvir 或 Sofosbuvir＋Daclatasvir＋RBV，疗程 12 周。肝移植超过 3 个月的患者也可以聚乙二醇化干扰素 α＋RBV，疗程 24～48 周或聚乙二醇化干扰素 α＋Sofosbuvir＋RBV，疗程 12 周。

推荐意见 20：代偿肝硬化（Child-Pugh A 级），根据不同基因型应用标准剂量聚乙二醇化干扰素 α 联合利巴韦林的治疗方案，疗程 48～72 周，聚乙二醇化干扰素 α＋Sofosbuvir＋RBV，疗程 12～24 周；Sofosbuvir＋Daclatasvir，疗程 12～24 周，优先推荐无干扰素的方案。

推荐意见 21：失代偿肝硬化（Child-Pugh B/C 级），选择无干扰素和无 RBV 的治疗方案，所有基因型均可采用 Sofosbuvir＋Daclatasvir 联合治疗，疗程 24 周。选择 Sofosbuvir＋Ledipasvir，基因 1/4/5/6 型：疗程 24 周。基因 2/3 型：疗程 16～20 周，干扰素为基础的治疗是禁忌证，DAAs 均不需要调整剂量。

推荐意见 22：所有肝硬化患者获得持续病毒学应答后，仍然需要每 6 个月做肝脏超声来监测原发性肝癌。

推荐意见 23：首选无干扰素为基础的新"三联"治疗方案，但仍需要评估其安全性和有效性。获得持续病毒学应答后，仍需通过 HCV-RNA 检测监督其再感染及重新吸毒。

推荐意见 24：血友病等凝血功能紊乱的患者合并 HCV 感染，针对 HCV 的治疗方案与不合并血友病的患者方案相同（B2）。

推荐意见 25：地中海贫血、镰刀细胞贫血等患者合并 HCV 感染时，抗 HCV 的治疗方案与非贫血患者相同，但建议选用无干扰素和无利巴韦林的 DAAs 联合治疗方案，必须选用利巴韦林治疗时，注意监测血常规等，必要时予与输血治疗（B2）。

推荐意见 26：有精神病史的 HCV 患者，条件允许可予以无干扰素的 DAAs 抗 HCV 治疗（B2）。治疗前应评估精神状态，治疗期间应监测精神状态，必要时给予抗精神病类药物治疗（C2）。在使用抗精神药物和抗 HCV 药物治疗时，要注意药物间的相互作用（B2）。

推荐意见 27：合并 HBV 感染时，针对 HCV 的治疗与单纯 HCV 感染治疗的方案相同（B1）。

推荐意见 28：在抗 HCV 治疗的同时注意监测 HBV-DNA，若 HBV-DNA 明显活动时可予以核苷类似物抗 HBV 治疗（B1）。

推荐意见 29：合并 HIV 感染时，针对 HCV 的治疗与单纯

HCV 感染治疗的方案相同（B1）。

推荐意见 30：合并 HIV 感染时，若 HIV 不活动而 HCV 活动，针对基因 2、3 型 HCV 患者，即使干扰素早起应答不佳仍可考虑予以聚乙二醇化干扰素 α 延长疗程治疗（B1）。

推荐意见 31：合并 HIV 感染时，若 HCV 基因 1 型患者，可考虑予以 Ledipasvir/Sofosbuvir 治疗（A1）。

推荐意见 32：急性 HCV 感染患者，推荐单独聚乙二醇化干扰素 α 治疗（A1）。

推荐意见 33：HIV 患者合并急性 HCV 感染时可考虑予以聚乙二醇化干扰素 α 联合利巴韦林治疗，疗程 24 周（B1）。

推荐意见 34：未治疗或治疗失败的患者，以无创诊断方式每年复查、评价 1 次肝纤维化的进展情况。

推荐意见 35：对于有肝硬化基础的患者，无论是否获得持续病毒学应答，每 6 个月复查 1 次腹部超声和 AFP。